1分で血流はよくなる！

塚田真也
柔道整復師・鍼灸師
等持院駅前整体院院長

はじめに

血流をよくすることが あなたの人生を豊かにする

健康は血流がすべて ～異型狭心症《いけいきょうしんしょう》を患《わずら》った体験～

数年前のある深夜の出来事です。

私はそれまでに感じたことがなかった痛みを胸に感じました。その痛みは「このままでは心臓が止まってしまう。これで人生が終わりだ」と死を覚悟するほどでした。家族に救急車を呼んでもらい病院へ緊急搬送。なんとか一命を取り留めましたが、検査の結果、「異型狭心症（安静時狭心症）」ということが判明したのです。

異型狭心症とは、簡単にいえば心臓へ血液を送る冠動脈《かんどうみゃく》という血管が痙攣《けいれん》を起こしてギュッと狭くなり、心臓に栄養が届かなくなるという病気です。

ステントという網目状の器具を心臓の血管に入れるカテーテル手術も検討されましたが、30代後半での発症は珍しく、年齢的に早いということで薬物治療を選択したのです。

それまでは整体院の院長として、「血流を改善すれば不調は解消する」をモットーに患者さんの治療を続けてきましたが、それからは自分自身のための血流改善生活がはじまったのです。

実際、薬物治療は効果的でしたが、完全ではなく、薬と並行して生活の見直しをはじめました。なぜなら人間の体は、その人の食事や生活習慣に大きく影響されるものだからです。たとえ治療によって病気が一時的によくなっても、食事や生活習慣が変わっていなければ、再び悪化する危険性も高まります。

異型狭心症は完治するのが難しい病気といわれていますが、私の場合は血流にいい生活を心がけたおかげで、幸いにして今では完治に近いところまで回復しています。

整体師を志したころから血流の大切さを学び、患者さんの治療にあたってきましたが、この病気になったことで「健康は血流がすべて」であることをあらためて実感しました。今思えば、この病気がきっかけになり人生がよい方向へ変わったような気さえしています。

薬がなくても血流は改善できる

そして、今は薬がなくても血流は改善できると確信しています。

たとえば高血圧の薬といえば血圧を下げる薬がよく処方されますよね。そのような薬の多くは、血管を拡張することで血圧を下げているのです。裏返せば「血管を拡張できる＝血流が改善できる」別の方法があれば、薬は不要ということになります。

それでは薬に代わって血流を改善する方法は、どんなものがあるのでしょうか？　その答えは3つありますが、第一にあげたいのが運動です。運動をすれば心拍数が自然に上がり、血管も拡張して、血流がぐんとアップするからです。といっても運動は苦手、外に出るのが億劫《おっくう》という方も多いですよね。でもご安心ください。家の中で1日1分おこなうだけで血流がよくなる方法をご用意しました。第2章（p51～）の1分体操＆ツボ押しです。

次に薬に代わる2つめの方法が生活習慣を見直して血流にいい生活を送ることです。たとえば、睡眠時間が不規則だったり、短かったり、就寝時間が遅かったり……そんな血流に悪影響をおよぼす睡眠の取り方を今日から変えるだけで血流は改善します。詳しくは第3章（p89〜）を読んで試してください。

そして、薬に代わる3つめの方法が食事です。私たちの血流は、食事の内容で変わるものだからです。つまり、血流に悪いものは避けて、血流によいものを選んで食べればいいのです。それだけであなたの血流はみるみる改善します。これも詳しくは、第4章（p107〜）をご覧いただき、日々実践していただければ幸いです。

私の整体院には、病院でひざや腰の手術をすすめられ、手術以外に治る方法はないかと藁《わら》にもすがる思いで来院される患者さんがたくさんいらっしゃいます。そんな方には整体院での施術だけではなく、本書で紹介する方法を実践してもらい、多くの方が完治していきました。そして、患者さんが治っていくたびに、薬なしでも血流は改善できるということを実感しています。

それでは、ここで本書を読み進める前に、あなたの血流の状態をチェックしてみましょう。次にあげた項目に当てはまるものはありますか？　1つでも当てはまった人は血流悪化の予備軍です。2つ以上当てはまった人は、すでに血流の悪化が進んでいる可能性が高いかもしれません。そこで自分の状態を知ることから、あなたの血流改善生活をスタートしましょう。

【自己チェック】

- □以前に比べて寝つきが悪くなった
- □手足に冷えを感じる
- □手足にしびれを感じる
- □肩こりや頭痛がある
- □腰やひざが痛くて歩くのがつらい
- □どうしても前向きな気持ちになれない
- □倦怠感やだるさがある
- □足がつりやすい
- □夕方になるとむくみが気になる

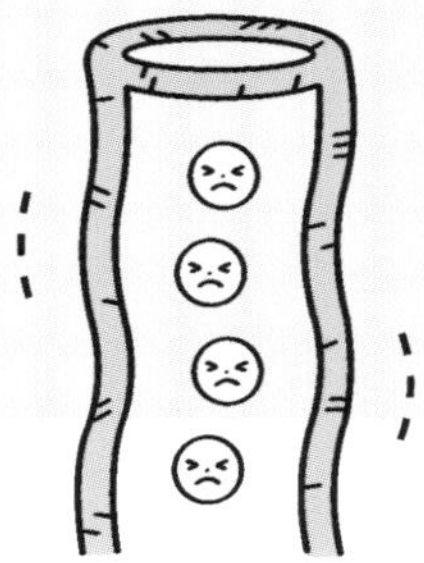

□運動を最近していない
□食欲があまりない
□顔色が悪いとよくいわれる

血流を改善すれば不調の9割はよくなる!

あなたの体が動けているのはなぜでしょうか?

それは血液が筋肉や臓器に酸素や栄養を届けているからです。たとえば脳は主にブドウ糖(グルコース)をエネルギーにして活動していますが、そのブドウ糖も血液が運んでいるのです。そして、全身の各細胞から出た老廃物を回収しているのも血液なのです。

私の整体院には、慢性的な肩痛や腰痛、ひざ痛などをお持ちの方が多数来院しています。これら慢性的な痛みも血流の悪化が原因です。

たとえば腰痛の方の多くは、運動不足や悪い姿勢などによって腰周辺の筋肉が硬くこわばっています。すると、その筋肉によって腰周辺の血管が圧迫

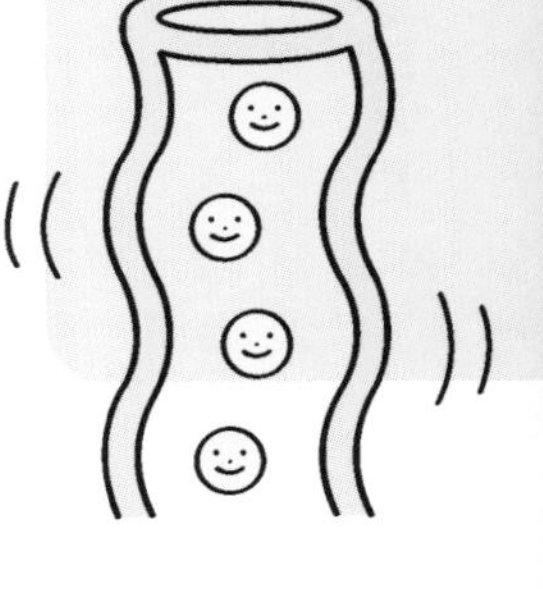

されて血流が滞り、血液のもっとも大切な役割である「細胞に酸素や栄養を届けること」が妨げられるのです。

そして、この腰周辺の状態を脳が感知すると痛みを発症します。だからこそ、腰痛をはじめとする痛みの改善には血流をよくすることが必要なのです。

また、痛みだけに限らず多くの不調の原因は血流の悪化です。血流をしっかり改善すれば、不調の9割は必ずよくなります。

人間の体は日々生まれ変わっています。もちろん血管や血液も再生を繰り返しています。つまり、血流にいいことをしていれば、年齢に関係なく血管や血液をつねによいものへ生まれ変わらせることができるわけです。

血流をよくすることが、あなたの人生を必ず豊かにします。

その方法をできるだけわかりやすい言葉で伝え、できるだけ多くの方にこの方法を試していただき、とにかく長く続けてもらいたい。そんな願いをこめて一冊の本をつくりました。

本書が、さまざまな不調に悩む皆さんの一助になれば幸いです。

塚田真也

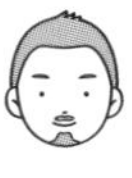

CONTENTS

はじめに
血流をよくすることがあなたの人生を豊かにする …… 002

第1章 血流は私たちの生命線 …… 013
血流がよくなれば消えた血管も復活する …… 014
そもそも〝血流がよい、悪い〟ってどんな状態？ …… 019
血流悪化で現れるさまざまな不調 …… 023
私たちの血流を悪化させるストレスとドロドロ血 …… 026
血流を悪化させる4つのタイプを知っておこう …… 030
加齢とともに血流は徐々に悪化する …… 036
脳の血流改善こそが、長生きに不可欠！ …… 040
不調の9割は、血流でよくなる！ …… 046

第2章 血流改善 1分体操&ツボ押し …… 051
年齢や性別を問わず、誰でもできる血流改善法 …… 052

基本の1分体操

基本の1分体操 …… 056

❶立ったまま「かかとの上げ下げ」…… 057

❷座ったまま「足首回し」…… 058

❸寝たまま「バンザイ」…… 059

症状別の1分体操

症状別の1分体操 …… 060

❶【腰痛】ゆったり体ゆらし …… 061

❷【肩こり】三方腕のばし …… 062

❸【手のしびれ】親指のばし …… 063

❹【手のしびれ】手のひらの背屈《はいくつ》と掌屈《しょうくつ》 …… 064

❺【足のしびれ】足の背屈《はいくつ》と底屈《ていくつ》 …… 065

❻【足の冷え】ふくらはぎマッサージ …… 066

❼【足の冷え】八風《はっぷう》刺激法《しげきほう》 …… 067

❽【手の冷え】指間《しかん》刺激法《しげきほう》 …… 068

❾【手のむくみ】手のグーパー体操 …… 069

❿【全身疲労】滝のポーズ …… 070

⑪【全身疲労】その場で行進……071
⑫【頭痛】首のつけ根のマッサージ……072
⑬【頭痛】首のストレッチ……073
⑭【目の疲れ】目のまわりをマッサージ……074
⑮【生理痛】気《き》海《かい》刺《し》激《げき》法《ほう》……075
⑯【便秘】小腸マッサージ……076
⑰【便秘】大腸マッサージ……077

血流改善　1分ツボ押し……078

❶血海《けっかい》…079
❷三陰交《さんいんこう》…080
❸太衝《たいしょう》…081
❹百《ひゃく》会《え》…082
❺合谷《ごうこく》…083

腎臓の血流改善！　1分マッサージ&体操……084

❶こぶしで腎臓もみ…085
❷大腰筋《だいようきん》マッサージ…086
❸ひざ抱え体操…087

血流で改善！50代の女性の場合
何をしても解消できなかった腰痛を腎臓へのアプローチで改善！……088

第3章 血流力をアップする生活のコツ …… 089
姿勢を意識するだけでも血流力は高められる …… 090
23時までには就寝し7～8時間睡眠で血流力アップ …… 093
入浴時間は15～20分で、お風呂の温度は40～41℃に …… 097
血流力アップにうってつけは、ウォーキング&水泳 …… 100
あなたの気持ち次第で血流はよくなる！ …… 104
血流で改善！ 60代の女性の場合
歩き方の見直しで変形性股関節症を改善。手術の回避に成功！ …… 106

第4章 血流力をアップする食べ方 …… 107
血流力をアップするにはバランスのよい食事を心がける …… 108
抗酸化作用のある食べものが血流力を確実に高める！ …… 112
血流力アップのカギは、よく噛む・ベジファースト・和食 …… 120

おわりに
血流を制するものが健康を制する！ …… 126

※本書で紹介している体操や健康法を実践して万が一体調が悪化する場合は、すぐに中止して医師へご相談ください。疾患や不調の状態には個人差があるので、本書の内容がすべての人に当てはまるわけではないことをご了承ください。とくに妊娠中・授乳中の方、怪我の治療中の方、食物アレルギーのある方などは、事前に医師の判断を仰いでください。

第1章

血流は私たちの生命線

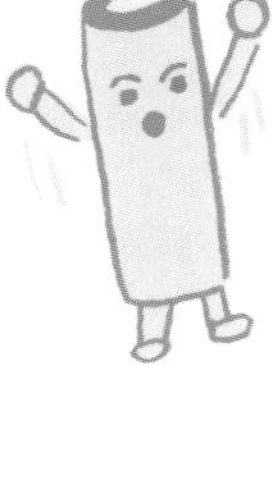

血流がよくなれば消えた血管も復活する

血流改善のためにまずは血管のことを知っておこう

私たちの体の中には血管がどのくらいあるのか知っていますか？

その答えは**「総延長距離約10万キロ」**です。この距離は地球を2周半する長さに匹敵します。そして、その長い血管によって全身のすみずみに血液が運ばれ、体中に酸素と栄養が送り届けられています。**血流とはその酸素や栄養を体のすみずみへ届ける血液の流れのこと**で、私たちの生命線といっても過言ではありません。だからこそ、健康に生きていくには血流をよくすることが何より大切なのです。

私たちの血管は、主に**「動脈・静脈・毛細血管」**の3つで構成されています。これから1つひとつを説明していきますが、血流改善には自分の血管のことを知っておくことが大切だからです。それでは動脈、静脈、毛細血管の順で紹介しましょう。

血管の3つの種類

血管の種類	役割	特徴
動脈	心臓から出た新鮮な血液を全身に届ける	弾力性があり、心拍の力もあるので血液を流しやすい
静脈	老廃物を回収した血液を心臓に戻す	動脈と違い心拍の力がないので血流が流れにくい。逆流しないように弁がある
毛細血管	血管の約99%が毛細血管で、細胞に酸素や栄養を届け、老廃物を回収する	全身に張りめぐらされている細い血管。加齢とともに減少する（20代から徐々に減っていく）

動脈で血液を全身に送り、静脈で血液を回収する

1つめの動脈は、**心臓から押し出された血液を全身へ送り届ける血管**です。肺でたっぷりと酸素を取り込んだ血液は、まず心臓の中の左心房《さしんぼう》とよばれる場所に流れ込みます。その後、左心室《さしんしつ》とよばれる場所からポンプの作用で一気に押し出されます。このとき、血管には強い圧力がかかるため、動脈はそれに耐えることができるような柔軟性と伸長性を持った構造をしています。

具体的には動脈の壁は「内膜《ないまく》・中膜《ちゅうまく》・外膜《がいまく》」とよばれる3層の構造をもち、これによって力強さとしなやかさを生み出しています。そ

して、動脈は心臓から遠い手や足といった体の末端にいけばいくほど細くなり、毛細血管へとつながっています。

次に静脈は、**細胞に酸素や栄養を届け終えた血液を心臓へ戻す役目**を担っています。静脈も動脈と同じように3層の構造からできていますが、動脈に比べると壁が薄くて弾力性が動脈よりも低いのが特徴です。

また、**静脈ならではの構造として「弁」があります**。動脈には心臓からの心拍（押し出す力）がかかっているため、血液が逆流することはほとんどありません。

しかし、静脈は血液を心臓に戻す流れなので、心拍がかからず逆流も生じやすい血管といえます。そこで、私たちの体は静脈の血管内に弁を設けることで血液を逆流しにくくしているのです。

それでも静脈は流れが滞りやすく、詰ま

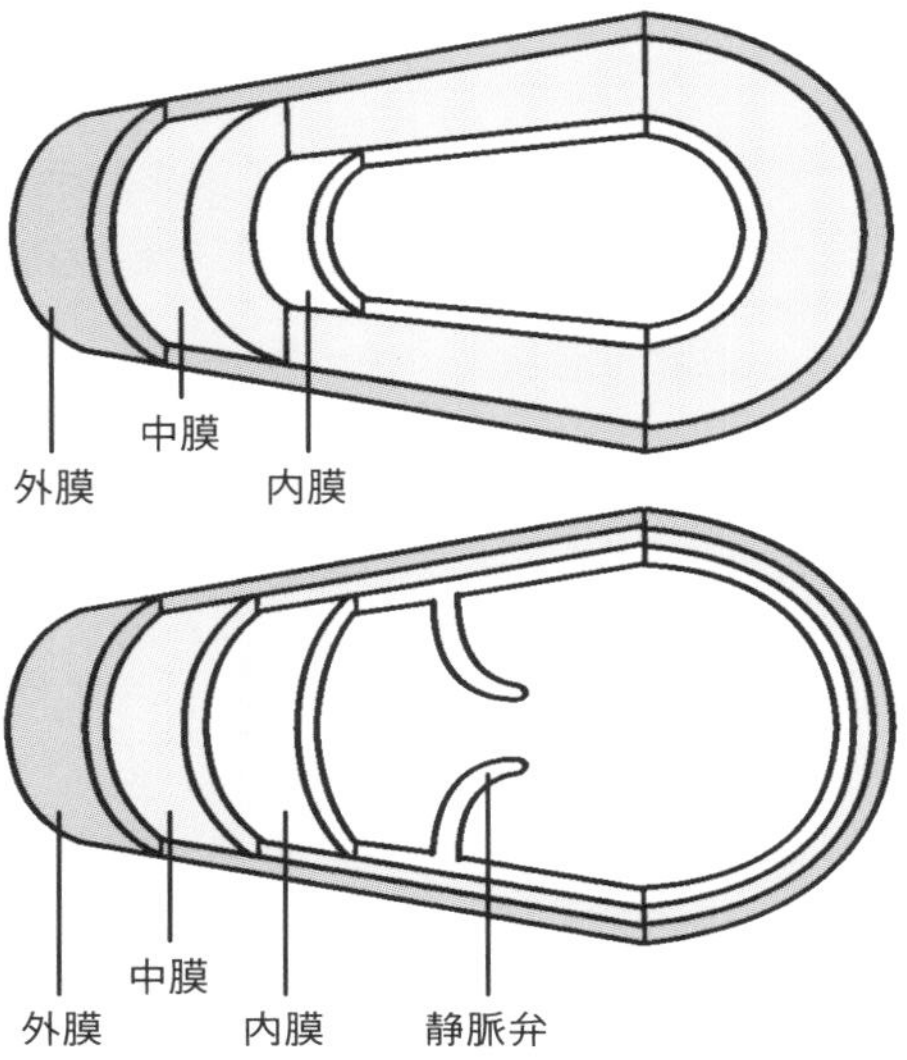

動脈の構造
静脈の構造

りやすい血管なので、私が患者さんに施術する場合は、いつも静脈の血流を意識しておこなっています。

血液循環ルートは動脈→毛細血管→静脈

毛細血管は、その名のとおりきわめて細い血管です。動脈のいちばん太い部分が20～30ミリあるのに対して、毛細血管の太さは0・01ミリほど。網の目のように全身に張りめぐらされていて、**血管の約99％が毛細血管**といわれています。

その役割は**全身の細胞のすみずみまで酸素や栄養を運ぶことと、各細胞から出た老廃物を回収すること**です。また、毛細血管は動脈や静脈とは異なり1層の構造でできています。つまり、薄いゆえに各細胞との物質交換がスムーズにできるというわけです。

次に血管と血液の流れについて説明していきましょう。

動脈を流れていた血液は、やがて細動脈《さいどうみゃく》とよばれる細く枝分かれした細い動脈へ流れていきます。そして、細動脈からさらに細い毛細血管へ血液は流れていくのです。そして、細胞へ酸素や栄養を運び終えた血液は、再び毛細血管をとおり細い静脈である細静脈《さいじょうみゃく》へ流れていきます。その後、ほかの細静脈が次々と合流し次第に太い静脈になって心臓へ戻っていきます。
　こうして全身の血液循環ルートが構成されているのです。

老化とともに誰にでも起こるゴースト血管

　毛細血管の特徴は、動脈や静脈と比べてとても細い血管であるため、加齢などによる影響を受けてその働きが衰えやすい点です。その結果、体のすみずみに酸素や栄養が行き届かず、老廃物も溜まったままになりやすくなります。そして、手足の冷えや頭痛などの不調を引き起こすのです。

　さらに怖いのが、毛細血管は老化によって消えてしまいやすいものだということです。皆さんも聞いたことがあるかもしれませんが、**消えた毛細血管を「ゴースト血管」**とよびます。個人差はありますが、人によっては20代から毛細血管の減少がはじまり、何も対策をせずに放っておくと、60～70代には約4割もの毛細血管が消えてしまうといわれています。毛細血管の4割が消えるとは皆さん不安になりますよね。でもご安心ください。あなたの行動次第でゴースト血管はよみがえるからです。ポイントは運動です。**運動で刺激されたゴースト血管は、見事復活をとげてくれるのです。**

そもそも〝血流がよい、悪い〟ってどんな状態？

血流をめぐる西洋医学と東洋医学の考え方

血流の「よい、悪い」について、西洋医学では**血管の弾力性と血液の質**によるものと考えられています。血管の弾力性があるほど血液をより強く押し流すことができ、血液の質がよいとより多くの酸素や栄養を全身に届けることができます。

いっぽう、東洋医学では血液だけではうまく流れないといわれています。そこには**気《き》の力があって、はじめて血液がスムーズに流れる**と考えられているのです。その気の力はどこからくるかというと、食べものから体内に吸収された栄養と肺から取り込まれた新鮮な空気が混ざってできるものと考えられています。

気は目に見えないものなのでイメージしにくいと思いますが、食事も空気もたしかに必要なものであることはおわかりでしょう。

私は**この西洋医学と東洋医学の両方の考えを取り入れています**。つまり、西洋医学的な血管の弾力性を取り戻すことと血液の質を改善すること。そこに気の流れをよくする東洋医学的な方法をプラスして、日々患者さんへの施術やアドバイスをおこなっています。

東洋医学でいう「気《き》・血《けつ》・水《すい》」の考え

ここで東洋医学における人体をめぐる3つの柱についてご説明します。少し難しい話になりますが、本書の考え方を理解するためにもぜひ押さえておきましょう。

東洋医学では、人体は**「気・血・水（津液《しんえき》）」**という3つの柱が体をめぐることによって支えられていると考えられています。気は、生きるために欠かせない生命活動や運動を支えるエネルギーです。**「呼吸や心臓の動きや血の流れをよくする」「体温調節をする」「体を成長させる」**など、すべて気の力によっておこなわれています。

また、気にはいくつかの種類がありますが、その1つの「営気《えいき》」には2つの機能があると考えられています。1つめが血液をつくりだすこと、2つめが「栄養する」ことです。栄養するとは、血液中の栄養分を体のすみずみまで届けることをいいます。そして**気は内臓（臓腑《ぞうふ》）や気の流れるルート（経絡《けいらく》）が正常に働く**ために必要になります。この気が不足して機能せず、血流が悪い状態を東洋医学では気虚《ききょ》とよんでいます。

2つめの血《けつ》は、私たちが普通にいう血液とは少々意味が異なります。**血は血液にくわえて血液が運ぶ栄養も指します**。体の各器官や組織に血液や栄養を運び、精神活動の基礎物質となって意識や精神をはっきりさせる働きもあります。この血が減ってしまい、不足している状態を血虚《けっきょ》とよんでいます。

血は、血液だけでなく皮膚・毛髪・爪・筋肉・骨・臓器などをつくる材料となり、健康を維持するものと考えられています。そのため血が減少し血虚になると栄養が不足し、さまざまなトラブルが起こるといわれています。

3つめの**水《すい》（津液）は、細胞の水分・リンパ液・涙・唾液・汗など血以外の体液にあたるもの**を指します。水の働きは内臓や皮膚などをうるおす、関節をスムーズに動かす、汗や尿をつくるなどです。老廃物を排出する役割があるので、水の流れが悪くなると代謝も悪くなってしまいます。

血流が悪くなるしくみは？

それでは、なぜ血流が悪くなるのでしょうか？　多くの場合、血流が悪くなるまでには次のような過程をたどります。

まず糖質や脂質過多の食生活をしていることで、血液中に糖質や脂質が増え血液の粘度が高まります。この状態を放っておくと、**プラークとよばれるコブのようなものが血管内にでき、血流を妨げる原因になるのです。**

そして**血流が悪くなると、心臓はがんばって血液を流そうとするために血圧が上がり、心臓に余計な負担がかかります。**この高血圧を放置すると、血管はつねに強い負荷をかけられた状態になり、次第にダメージを受けます。すると本来はしなやかで弾力性があった血管がどんどん硬くなり弾力性が失われていきます。

また、運動不足も血流が悪化する原因の1つです。加齢とともに血流が悪くなるのは、体を動かすことが少なくなり、活動量が低下するからです。血流を改善するには、運動によって血流をよくすること。そして、食事の改善によって気の力を高め、血液の質をよい状態に保つことが大切なのです。

血流悪化で現れるさまざまな不調

こんな不調を感じたら血流悪化のサイン

血流が悪化してくると体にはさまざまな不調が現れます。次にあげた不調を感じたら血流が悪化しているサインです。

①顔色が悪い。とくに唇の色が悪い

皮膚に近い毛細血管の血流量が不足して肌の赤みがなくなり顔色が悪くなります。

②声が小さい

血流がよく健康な人の声は大きい傾向にあります。これは私の経験則ですが、血流が悪い人の声は小さいことが多いです。

③耳鳴りがしたり目がかすんだりする

このような人は栄養がそもそも足りていない血虚だと考えられます。

④食欲が低下している

血流が悪化し内臓の機能が低下しているので、胃腸がしっかり働かず消化吸収の能力が低下しています。そのため食欲も低下します。

⑤肌が乾燥しやすい

血流が悪化すると肌にも栄養が行き届かなくなり、肌が乾燥しやすくなります。

⑥手足に冷えやしびれがある

血流が悪化すると手や足に十分な栄養が行き届かず冷えやしびれを起こします。

⑦頻繁にトイレに行く

血流が悪化し水分の代謝がうまく機能していないので頻尿になります。

⑧抜け毛がある

血流が悪化すると頭皮に栄養が行き届かず抜け毛の原因になります。

⑨肩こりや腰痛がひどい

血流が悪化すると筋肉に老廃物が溜まりやすくなります。その結果、肩や腰の筋肉が硬くこわばったり、痛みで動かしづらくなります。

⑩生理痛がつらい(女性)

血流が悪化し、血流量が減ってくると子宮に栄養が行き届かず、生理痛を引き起こします。

⑪便秘になることが多い

血流が悪化すると大腸と小腸の働きが悪くなり便秘になりやすくなります。

⑫よく眠れないことが多い

血流が悪化し脳に十分な栄養が行き届かなくなると、「寝つきが悪くなる」「眠りが浅くなる」「夜中に目が覚める」などの安眠を妨げることが頻繁に起こります。

ここまで私が診てきた患者さんに見られる血流悪化による不調を紹介しましたが、皆さんの中にも同様の不調に気づいていたけれど、我慢できるので放置している方はいませんか? その考えはすぐに改めてください。放っておくともっと重い病気になる危険があるからです。だからこそ今日から血流改善生活をはじめましょう。

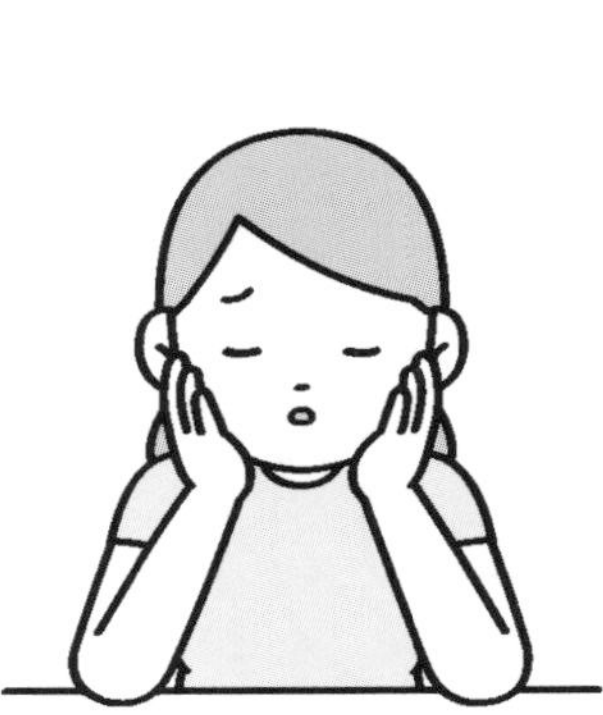

私たちの血流を悪化させる ストレスとドロドロ血

自律神経の乱れで血流が悪化

血流を悪化させる原因は、食生活の乱れや睡眠不足、運動不足など私たちの日常の中に潜んでいます。たとえばストレスも血流悪化の原因の1つです。なぜなら、**私たちの体はストレスにさらされると自律神経の働きが乱れるから**です。

自律神経にはリラックスした場面で働く副交感神経と、活動中に働く交感神経があり、この2つがバランスよく働くことで健康的な

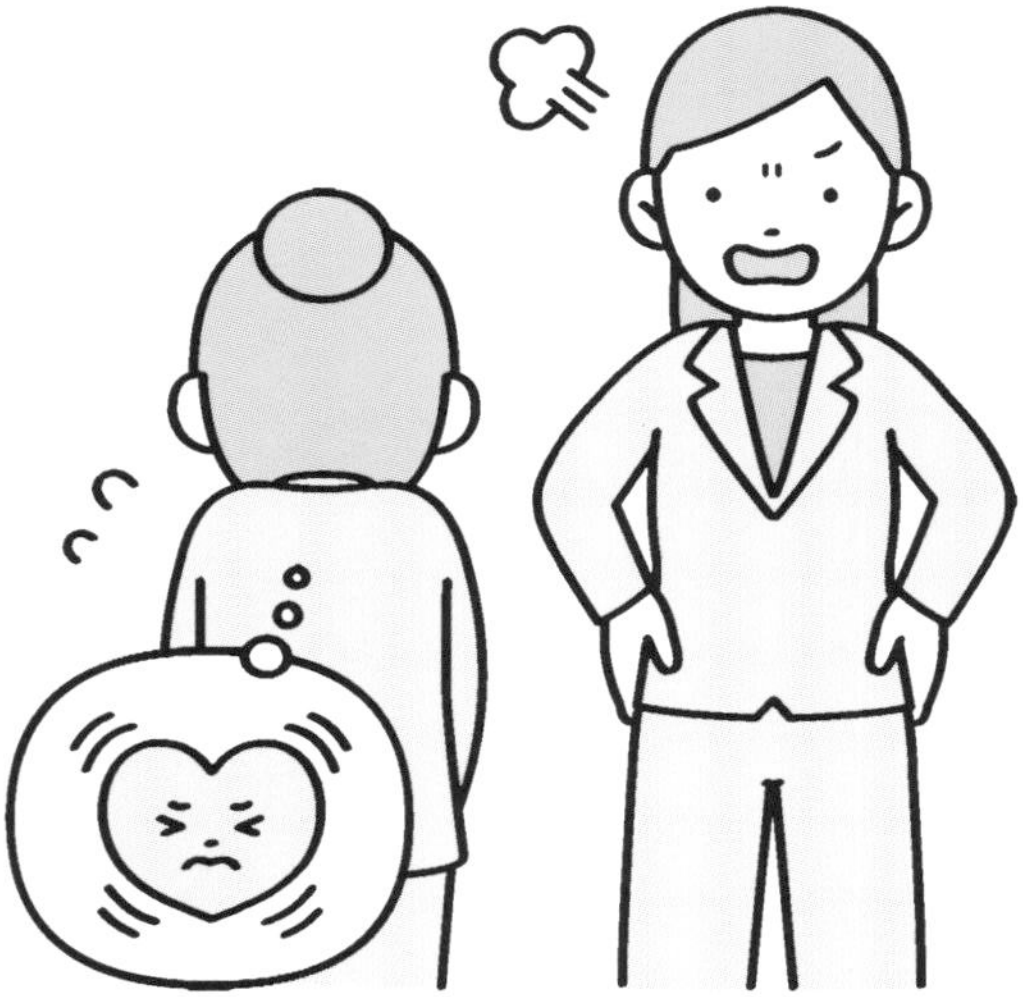

暮らしを送っています。

ところが**ストレスを受けて自律神経のバランスが乱れると、通常時よりも交感神経が極端に優位に働く状態が続いてしまう**のです。すると心拍数が上昇し、血圧も上昇。血管も強く収縮するので、血管がダメージを受けて血流が悪化するのです。

反対にストレスのない状況（リラックスした状態）では、**副交感神経が優位に働き血管は弛緩《しかん》し、心拍数も血圧も落ち着きます。**

また、男性に比べ**女性は血流が悪化しやすい**ともいわれています。これは一般に女性のほうが筋肉の量が少ないため、静脈から心臓へ血液を戻す力が男性より弱いからだと考えられています。さらに月経がある関係上、そもそも女性のほうが血液が不足しやすいということもありますね。私の整体院を受診する方の8割は女性です。それだけ多くの女性が血流悪化による不調に悩まされているのです。

たばこはすぐにやめ、お酒は少量で！

血流のことを考えると、たばこはすぐにやめてほしいと思います。

なぜなら、たばこに含まれる**ニコチンには血管を収縮させる強力な作用**があるからです。ほかにも血管の老化を促進したり、血流量を減少させたり、血圧を上昇させるなど血流悪化の要因が盛りだくさんです。

さらに、たばこの**煙に含まれる一酸化炭素も大敵**です。これを吸い込むことで体内は酸素欠乏状態になり、動脈硬化をうながすなど、さまざまな問題を引き起こします。たばこを吸っていない人でも、副流煙に気をつけてほしいですね。

お酒は少量なら血流をよくします。体内に吸収された**アルコールは、血管を広げる物質**に変換されるので、たしなむ程度なら大丈夫です。

ただし度を越した飲酒は禁物です。アルコールを多量に摂取すると、アルコールを分解するために多量の水分が使われるからです。これによって一時的な脱水状態になるので、血流が悪化します。

また、居酒屋に行くとお酒と一緒に脂っこいものを食べたり、食べる量がつい増えてしまうこともあります。これも血流に悪い影響を与えてしまうので注意しましょう。

「汗かきは血が濃くなる」ってほんと？

「汗をたくさんかくと血が濃くなるので体に悪い」ともいわれますが、これは本当の話なのでしょうか？

汗をかくと私たちの体からは水分や塩分、ミネラルなどが失われていきます。そして、汗の量が増えていくにしたがい血液中の水分も減っていき、**血液の粘性（ねばりけ）が高まり、血流の大敵である「ドロドロ血」になるのです。**

粘性の高いドロドロ血は血管の中をスムーズに流れてくれません。そのため心臓は強い圧（心拍の力）をかけて血液を流そうとします。すると、今度は血管がダメージを受けて血流も悪化するのです。ゆえに私たちは**汗をかいたぶんの水分をしっかり補給して、ドロドロ血にならないようにすることが大切**なのです。

また、暑い夏は血圧が下がりやすいともいわれています。私たちの体は暑さに対して汗をかくことで熱を体外へ発散させます。そのとき、手足などの末端にある毛細血管が拡張するので血圧が下がりやすくなります。この**血管が拡張し血圧が下がること自体は血流にとってよいこと**です。しかしこの場合は、大量の汗をかくことで脳や心臓に送られるはずだった血液までもが手足など末端の血管に流れてしまうので、脳や心臓などが**一過性の虚血《きょけつ》**（血が足りない状態）を起こします。その結果、血流が悪化するのです。

血流を悪化させる4つのタイプを知っておこう

血流を悪化させる4つのタイプ

これまで血流悪化の原因を説明してきましたが、私が診てきた患者さんの症状と生活習慣を照らし合わせてみると、4つのタイプに分類できると考えています。それは**①血管ガチガチタイプ ②筋肉不足タイプ ③血液不足(血虚)タイプ ④血液ドロドロタイプ**になります。

次のページから紹介する①~④に記した各タイプ別の【チェックリスト】を読んで、どのタイプに当てはまるかチェックしてください。そして、**自分に当てはまるものが3つ以上あった方はそのタイプ**の可能性が高いので、それぞれの【傾向と対策】を読んで改善策を実行しましょう。もしも、複数のタイプに当てはまった方は、どちらのタイプも疑い、どちらもしっかりケアしてください。

①血管ガチガチタイプ

【チェックリスト】

□血圧が正常な数値を超えている
□血糖値が高い状態が1年以上続いている
□有酸素運動が苦手
□喫煙習慣がある
□もの忘れが多くなってきた
□怒りやすくなった
□ストレスを感じやすい

【傾向と対策】

血圧や血糖値が高く、血管が硬くなり弾力性が失われている人です。また、喫煙習慣がある、ジョギングやウォーキングなどの有酸素運動が苦手、怒りやすい、もの忘れしやすいという人もこのタイプが多いです。このタイプは第2章の「基本の1分体操」（p56〜）からはじめてみましょう。喫煙者の方は禁煙も実行してくださいね。

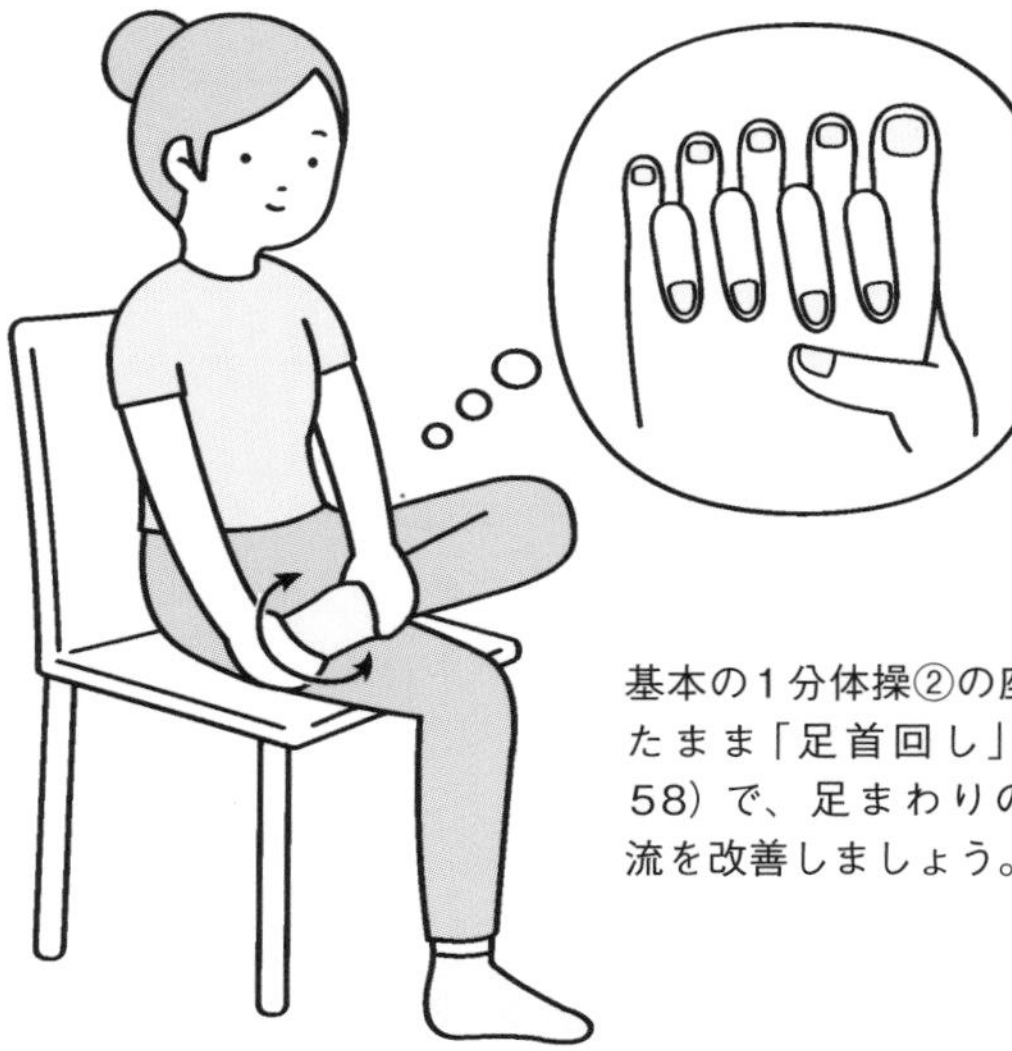

基本の1分体操②の座ったまま「足首回し」（p58）で、足まわりの血流を改善しましょう。

②筋肉不足タイプ

【チェックリスト】

□階段を上るのがきつい
□足がむくみやすい
□下肢《かし》静脈瘤《じょうみゃくりゅう》（コブ）があり、治らない
□筋力が弱くなったと感じている
□腰に手を当てた片足立ちが10秒できない
□指輪っかテスト（下図）で隙間ができる
□足がよくつる

【傾向と対策】

筋肉不足、とくにふくらはぎの筋肉が弱っているタイプです。ふくらはぎの筋肉は、「筋ポンプ作用」といって活動時に静脈に圧

「指輪っかテスト」とは、両手で輪をつくるようにしてすねの部分をつかみ、ふくらはぎの筋肉量をチェックする方法です。

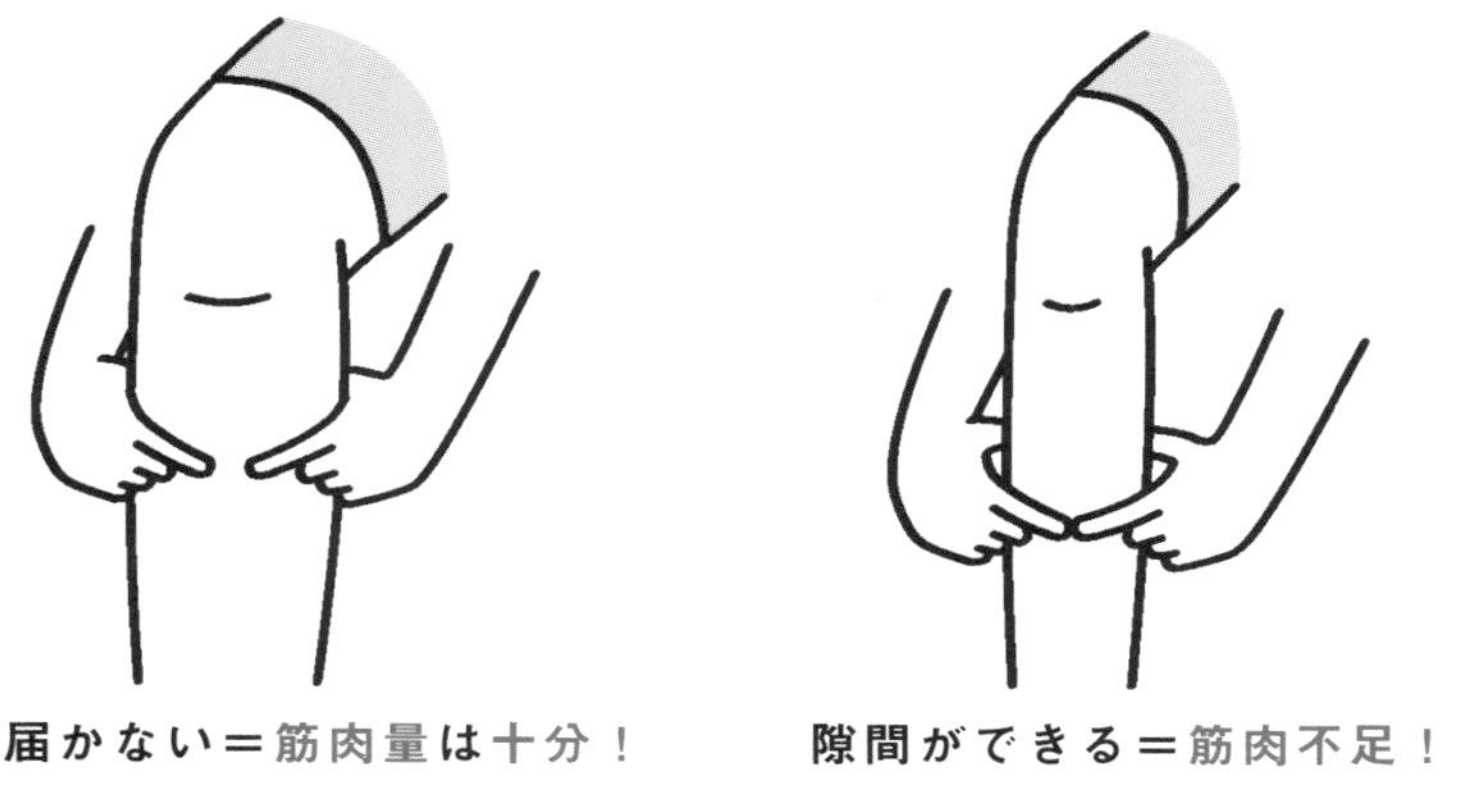

指が届かない＝筋肉量は十分！　**隙間ができる＝筋肉不足！**

を加えて、心臓に血液を押し戻すというとても大事な役目を果たしています。

このタイプの人には、立ったまま「かかとの上げ下げ」（p57）、座ったまま「足首回し」（p58）、足の背屈《はいくつ》と底屈《ていくつ》（p65）、ふくらはぎマッサージ（p66）など、ふくらはぎを刺激する1分体操が有効です。

③血液不足（血虚）タイプ

【チェックリスト】

□顔色が悪い
□肌が乾燥しやすい
□のぼせやすく、夜眠れない
□貧血気味が続いている
□ときどき立ちくらみがする
□爪が割れやすい
□動悸や息切れをすることが多い

基本の1分体操①の立ったまま「かかとの上げ下げ」（p57）で、ふくらはぎの血流を改善し、下半身に溜まった血液を心臓へ。

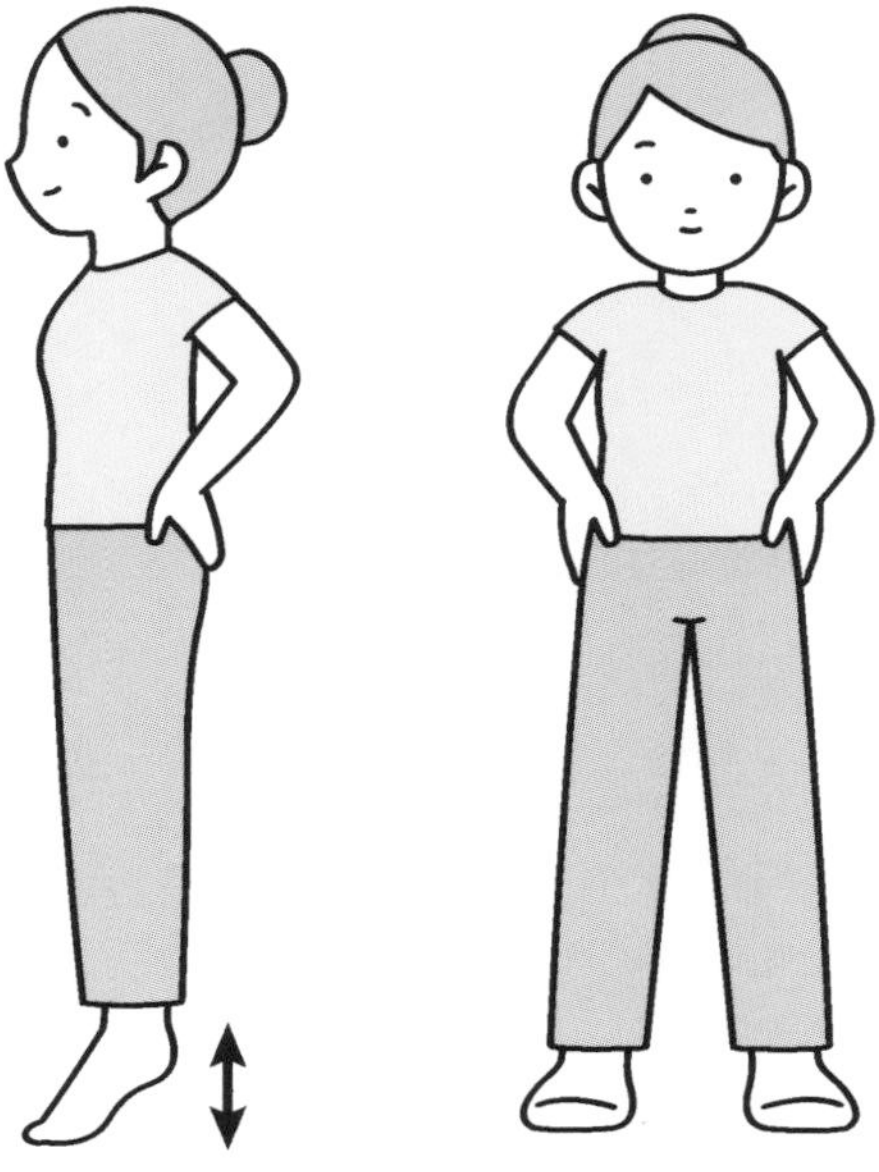

【傾向と対策】

このタイプは東洋医学でいう血虚の状態です。血液の不足にくわえて酸素と栄養が足りていません。したがって、第4章の「血流力をアップする食べ方」（p107～）を読んで、血液そのものの改善に取り組んでください。そして、第2章の「基本の1分体操」（p56～）や「血流改善　1分ツボ押し」（p78～）に取り組むことをおすすめします。

④血液ドロドロタイプ

【チェックリスト】

□脂っこいものが好き
□魚をほとんど食べない
□血液検査で中性脂肪値が高かった
□甘いジュースが大好き
□間食で甘いものをよく食べている
□水分をあまりとらない
□汗をよくかく

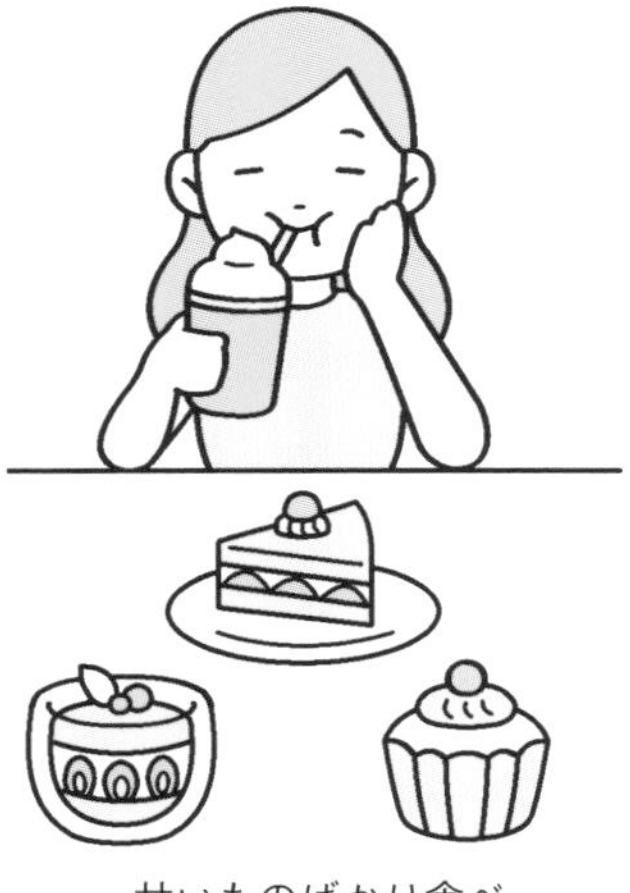

甘いものばかり食べている人は血液ドロドロに注意！

【傾向と対策】

血液がドロドロで血流が悪くなっているタイプです。主な原因は脂質や糖質のとりすぎと水分不足です。第4章の「血流力をアップする食べ方」（p107～）を読んで食事を見直し、第2章の「基本の1分体操」（p56～）に取り組みましょう。

ここまで読んで自分はどのタイプに当てはまるかわかりましたか？　血流悪化の主なタイプは、「血管の弾力性が失われた人」「筋肉が不足している人」「血液が不足している人」「血液がドロドロの人」であることをご理解いただけたでしょうか。

それがわかったら、血流を悪化させている原因を一刻も早く改善することが大切なのです。それができるのはあなたの行動です。

五大栄養素を意識したバランスのよい食事を心がけよう（p108）

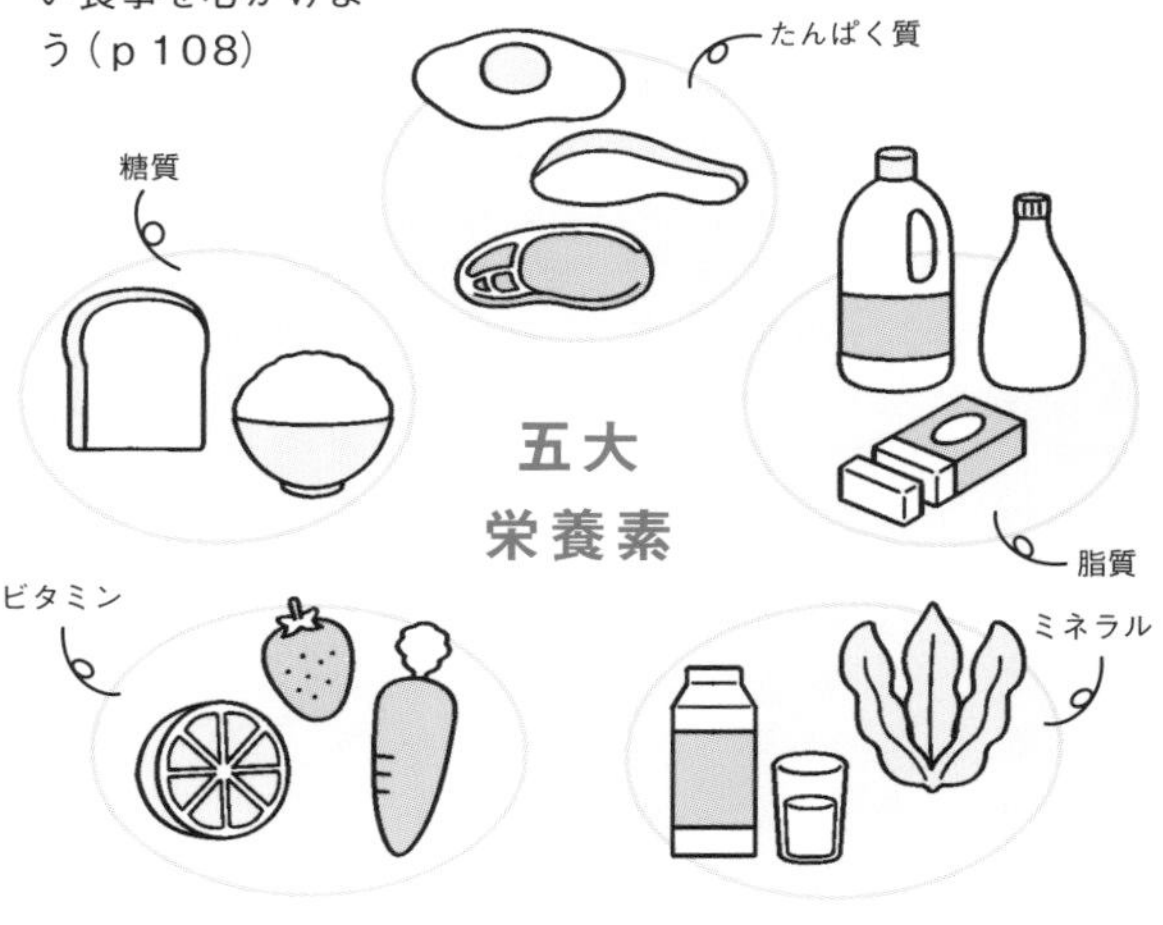
たんぱく質
糖質
脂質
五大
栄養素
ビタミン
ミネラル

加齢とともに血流は徐々に悪化する

血管の弾力性が失われると血流は悪化する

血流は加齢とともに悪くなるともいわれています。

その理由は**年齢とともに血管の弾力性が失われていくから**です。弾力性が失われた血管とは、長年使っているうちに硬くなってしまったホースのようなものです。加齢とともに弾力性が失われた血管はそれ自体が硬くなり、のびたり縮んだりせず、うねりがありません。うねりがなければ血流も悪くなります。

それに対して、**弾力性がある血管は真新しいホースのようなもの**です。勢いよく水を流しても、水漏れをすることなんて決してありませんよね。これと同様で弾力性のある血管は心臓の拍動とともに伸縮して、心臓の力（心拍の力）を上手に伝え、うねることで血液を全身に流してくれるのです。

加齢とともに血流が悪化するもう1つの理由は、**日常生活における活動量が減ってくること**があげられます。若いころと比べて外に出かけず家にいることが多くなると、体力や持久力が低下し、足腰の筋肉も減ってきて、さらに外に出るのが億劫になります。

すると活動量が減り、足腰の筋肉がますます減ってしまうという負のスパイラルに陥ってしまうのです。

足腰の筋肉は足もと（体の下）から心臓（体の上）へと血液を押し戻すポンプのような役割を担っています。

ゆえに足腰の筋肉量が減ってしまうと、血液を体の下から上へと引き上げる力が弱まって血液が下半身に滞り、血流が悪くなるのです。

また、加齢による**細胞数の減少も血流を悪化させる原因**の1つです。私たちの体の中では、内臓や皮膚、毛髪にいたるまで、日々細胞が生まれ変わっています。ただし年と

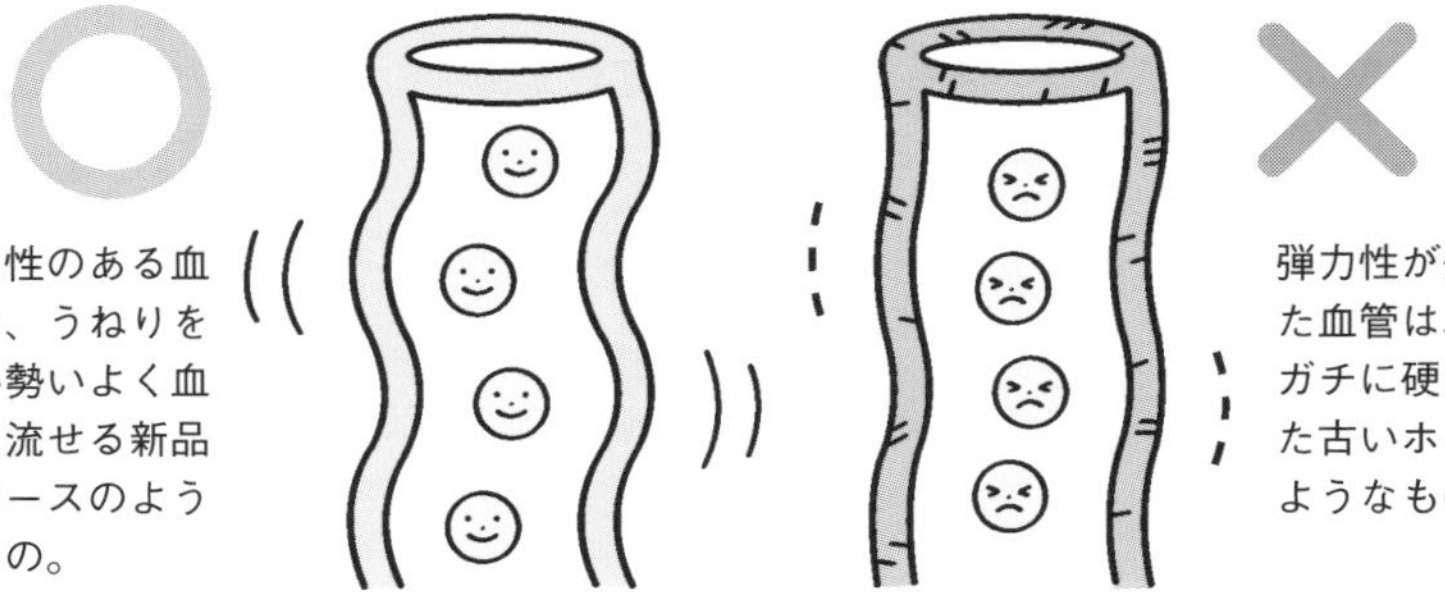

弾力性のある血管は、うねりを使い勢いよく血液を流せる新品のホースのようなもの。

弾力性が失われた血管は、ガチガチに硬くなった古いホースのようなもの。

ともに、死んでいく細胞の数に対して新たに生まれてくる細胞の数が減ってくるので、相対的に細胞の数が減っていくわけです。それは血管の細胞も例外ではありません。血管の細胞が減ると血管自体が細くなるため血流が低下します。とくに手足など体の末端に多い**毛細血管の量が減ってしまう**のです。

血流の悪化が生み出す活性酸素に注意

血流が悪化してくると、**血液内に活性酸素という物質が溜まりやすくなる**といわれています。テレビや雑誌で活性酸素という言葉を目にした人も多いと思いますが、ほかの物質と結びつき酸化させる力が強い酸素のことです。たとえば鉄をしばらく放置しておくと錆《さ》びてしまいますよね。それと同じようなことが人間の体の中でも起こり、私たちの体をさらなる老化へと招いています。その原因が活性酸素なのです。

人間にとって酸素は欠くことのできないものですが、**体内でおよそ2％の酸素が活性酸素に生まれ変わる**といわれています。そのわずかな活性酸素が体に悪さをして、体を錆びさせてしまうのです。

血流が滞り活性酸素が溜まってくると血管もダメージを受けます。ダメージを受け

なぜ加齢とともに血流は悪化するの?

細胞の数が減ってくる
↓
血管が細くなり、
毛細血管の数も減少する

活動量が減る
↓
足腰の筋肉が減り、
血液が下半身に溜まる

血管の弾力性が
失われる
↓
血流が悪くなる

血流が悪化すると?

活性酸素が
血液中に
溜まりやすくなる

血管の細胞が
ダメージを受ける

血流が
さらに悪くなる

た血管は硬くなって弾力性が低下し、さらなる血流の悪化を招くのです。また、それだけでなく癌《がん》などの病気の原因にもなるのです。

私たちの血管は、時間をかけてすべて新しい細胞に入れかわるといわれています。入れかわるといっても、誰もが10代、20代のような若い血管を手にするというわけではありません。入れかわる前よりも少しだけ若くて新しい血管になるとイメージしてください。

新しい血管になっていったとしても、日ごろの行動や食生活が悪いと、もとの悪い血管へ逆戻りしてしまいます。

だからこそ、今日から生活や食事を見直して、本書で紹介する運動(1分体操&ツボ押し)を続けることで血流を改善することが大切なのです。

脳の血流改善こそが、長生きに不可欠！

早期発見、早期改善が大切

血管の弾力性が低下し、**血流が悪化するのは高齢者に限った話ではありません**。とくに運動もしないで放っておくと、25歳ごろをピークに筋肉の量は減っていきます。また、ライフステージの変化によって食生活や生活習慣にも乱れが出てしまうものです。本書をお読みになっているあなたも、「血流を悪化させる4つのタイプ」（p30）をチェックすると、どれかに当てはまっていたのではないでしょうか。

「自分は血流が悪いのかも」と気づいたら、今すぐ対策をうつことが大切です。そのためにも日々、「血流悪化のサイン」（p23）に目を向けましょう。

血流の悪化は手足のしびれや冷えといった不調を引き起こし、そのまま放置すると脳血管の疾患や心疾患などの命にかかわる病気をも招く危険すらあります。だからこそ**早期に発見し、それらを未然に防ぐことが何よりも大切です**。40歳を過ぎたら**年に1度、病院で健康診断**を受けて、自分の体の状態を知っておきましょう。

血圧は上の数値が「年齢＋90以下」と覚えておき、それを超えると注意が必要です（40歳であれば40＋90＝130以下）。ほかに血液検査の項目では中性脂肪値と血糖値も血流に関係するのでチェックしてください。この2つが正常の範囲を超えていると血流が悪化している可能性が大です。

意識して行動すれば体はこたえてくれる

繰り返しますが、今日からすぐに改善できることは**「運動・食事・睡眠」**です。この3つがすべてといっても過言ではありません。

そこで大切なことは、運動にしても食事にしても睡眠にしても**取り組みやすいことからはじめることです**。そこで、私がおすすめするのが、第2章の「1分体操&ツボ押し」です。いつでも、どこでも取り組みやすい血流改善の運動だからです。

また、取り組みやすいという点で歩き方を変えてみるのもよいでしょう。

意識して両腕を前後に大きく振って、いつもの歩幅よりも少し広めになるようなイメージで歩くようにしましょう。無理に大股にする必要は決してありません。

「少し広め」でＯＫです。

たったそれだけですが**脚の筋肉の量が次第に増え、血流は改善していきます**。意識して行動すれば、必ず体はこたえてくれます。

本書で紹介する1分体操も、すべてやる必要はありません。できそうだな、**続けられるなと思うものを1つ選んでください**。できることから変えていくのが血流改善の近道です。

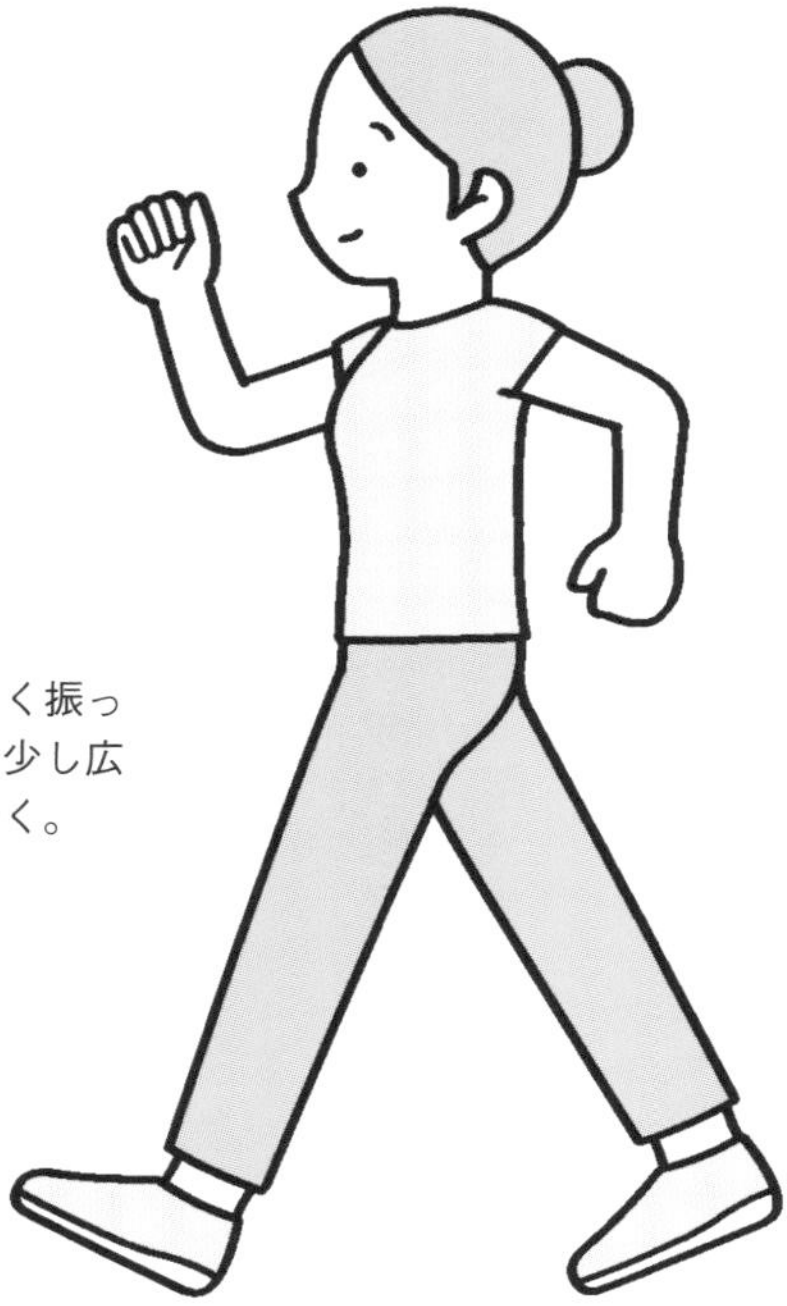

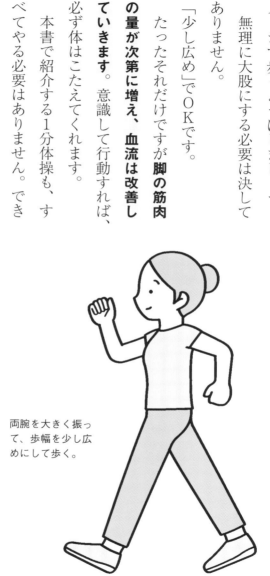

両腕を大きく振って、歩幅を少し広めにして歩く。

男性は動脈、女性は静脈に問題が！

一般的に**男性は動脈に問題が起こりやすく、女性は静脈に問題が起こりやすい**といわれています。「何からはじめたらいいかわからない」という方は、ここに注目すると血流改善のポイントがわかります。

p15で説明したとおり、動脈は心臓からの圧がかかった血液を、全身に張りめぐらされた毛細血管へ送り届ける役目を担っています。そのとき血液の質が悪い（ドロドロ血）と、心臓は血液を送り出すための圧を強める（血圧が上がる）ので、動脈はダメージを受けて弾力性が失われ、次第に硬くなります。この傾向が強いのが男性です。ゆえに、男性の場合、優先すべきは血流をよくする運動とともに、血液の質の改善する食事を考えていきましょう。

いっぽう、女性はp27で説明したように男性よりも筋肉量が少なく、静脈を通じて心臓へ血液を戻す力が弱いといわれています。

したがって、筋肉の材料となるたんぱく質を含んだ食べものを食事でしっかりとり、第2章の1分体操で紹介する立ったまま「かかとの上げ下げ」（p57）や足の背屈と底屈（p65）、ふくらはぎのマッサージ（p66）などの静脈とふくらはぎを直接刺激する体操やマッサージを実践しましょう。

約15%もの血液が脳に集中している

人間にとって脳はもっとも大切な器官の1つです。

実際、**血液の約15%が脳に集まっていて、多くの血液が脳で使われているのです。**

詳しくいえば、脳組織100グラムに対して、1分間で約50～60ミリリットルの血液が使われ、脳全体では1分間でなんと約800ミリリットルもの血液が使われているそうです。

そして、心拍出量（心臓から送り出される血液の量）が、1分あたりおよそ5～6リットルですから、脳に流れ込んでいる血液の量は全体の7分の1～6分の1に達しています。脳の重さは体重の2％程度ですから、その重要性がわかりますよね。

したがって、**元気に長生きしたいなら、脳の血流改善が不可欠です。**

たとえば脳の血流が滞ると、アミロイドβ《ベータ》というたんぱく質の一種が溜まりやすくなるといわれています。**アミロイドβは脳が出す老廃物で、これが脳内に溜まるとアルツハイマー型認知症を引き起こすと考えられています。**

だからこそ、脳内の血流を改善して、このアミロイドβを脳から排出することがとても大切なのです。

そして、脳の血流が改善し、栄養となる糖質を含んだ食事をしっかりとれば、脳はどんどん元気になるでしょう。

脳の血流は1分体操で改善できる

脳の血流を改善するには**マッサージやストレッチが効果的です**。

第2章で紹介する首のつけ根のマッサージ（p72）や首のストレッチ（p73）をおこなうだけで、脳の血流が改善できます。

以前、頭痛に悩まされていた30代の女性が私の整体院を訪ねてきました。日々のデスクワークで首まわりの筋肉が硬くなり、脳の血流量が低下し、ひどい頭痛にみまわれていたのです。いろいろ試してみたけれど治らなかったそうです。同じような悩みを抱えている方は非常に多いですよね。

そこで私は、**首まわりの筋肉をゆるめるマッサージ**を施しました。すると効果てきめん、頭痛はみるみる改善したのです。

その女性は治療を続けているうちに血圧も下がり、猫背も改善しました。

不調の9割は、血流でよくなる！

血流が改善されると何が起こる？

人間の体はおよそ37兆個の細胞で構成されているといわれていますが、その細胞は日々生まれ変わっているので、**運動・食事・睡眠を見直せば血液や血管の細胞もよい状態へと変わってきます**。そして、血液や血管の状態がよくなると血圧も下がり、血流が正常に戻り、全身の細胞にしっかり栄養が行き届く好循環が生まれるのです。体によいことがたくさん起こるプラスの連鎖がはじまります。

血流がよくなってくると、筋肉に酸素と栄養がしっかり運ばれるので**筋肉も正常に働き、肩こりや腰痛が解消し、思いどおりに動く体を手にすることができる**のです。そうなると、気持ちも前向きになるのは想像できますよね。

動ける体を手にすれば、以前の自分と比べて活動的になっていく自分にきっと出会えるはずです。そうなれば、**疲労物質である乳酸も血流によってスムーズに排出され、疲れにくい体を得ることもできるのです。**

血流を改善すればダイエットにもつながる

血流がよくなると、**見た目にも変化が起こります**。肌の栄養も血液が運ぶので、カサカサだった肌の乾燥が解消されうるおいがよみがえり、肌の張りや弾力も出てくることでしょう。そして、**血色もよくなるので明るい顔色になり、化粧のノリもよくなります**。もちろん頭皮の血流も改善するので、多くの男性がお悩みの抜け毛が減って、気になる白髪の予防にもなるのです。

血流がよくなると**体温が上がり基礎代謝もアップします**。基礎代謝とは、安静時でも生きていくうえで必要な呼吸や体温維持など最低限の身体活動において、24時間で消費するエネルギー量を指します。

血流改善でその基礎代謝がアップすれば、とくに運動などをしなくても**消費するエネルギー（カロリー）が増えるので、自然とやせやすい体質に変わってきます**。そこに本書の1分体操を続ければ、さらなるダイエット効果も期待できるのです。

そして、多くの女性がお悩みのむくみや冷えも改善します。

血流が悪化し、血管中の水分が外にしみ出すことでむくみは起きますが、血流が改善すれば血管から水分がしみ出すことが減り、むくみもなくなります。同じように血流が改善されると**失われていた毛細血管（ゴースト血管）も復活するので、手足に血液が行きわたり、体温が上がり冷えが改善されます**。さらに脳にもよい効果があります。いやな頭痛が改善され、もの忘れが減り、認知症など脳の病気も予防できるのです。

腰痛の女性を治した血流改善のツボ押し

ここで血流改善で好循環が生まれた例を1つ紹介します。以前、私の整体院に来られた患者さんで、ひどい腰痛で苦しんでいた30代の女性がいました。話を聞くと腰痛だけではなく、生理痛にも悩まされているとのことでした。

女性は月経によって、そのつど血液を失っています。そこで、腰痛の原因は血が足りていない血虚だと考え、第2章で紹介する**「血流改善　1分ツボ押し」**（p78〜）を施しました。そして、不足している血が増やせるよう、たんぱく質中心の食事をしっかりとるように指導したのです。**なぜ、たんぱく質かというと血液や血管の材料になる**

栄養だからです。

その後、治療が進むと血虚の状態が次第に改善され、3ヶ月ほどで腰痛がおさまり、その1ヶ月後には生理痛もなくなりました。この間に血液の細胞がよい状態に生まれ変わったからです。その女性は長年悩んできた腰痛と生理痛から解放されて、快適に過ごしているとのことです。

ここでおさらい！　血流改善で起こるよいこと

- ○顔色がよくなる
- ○耳鳴りや目のかすみが改善する
- ○食欲不振が改善する
- ○肌の乾燥が改善する
- ○手足のしびれが改善する
- ○頻尿が改善する
- ○抜け毛が改善する
- ○肩こりや腰痛が改善する

○むくみが改善する
○手足の冷えが改善する
○生理痛が改善する
○便秘が改善する
○代謝が上がりやせやすい体になる
○血圧が下がる
○不眠が改善する
○認知症の予防が期待できる
○疲れにくい体になる
○動きやすい体になる
○ストレスが解消する
○気持ちが前向きになる

血流がよくなると、たくさんのいいことが起きます。あなたも、いますぐ血流改善に取り組みましょう。

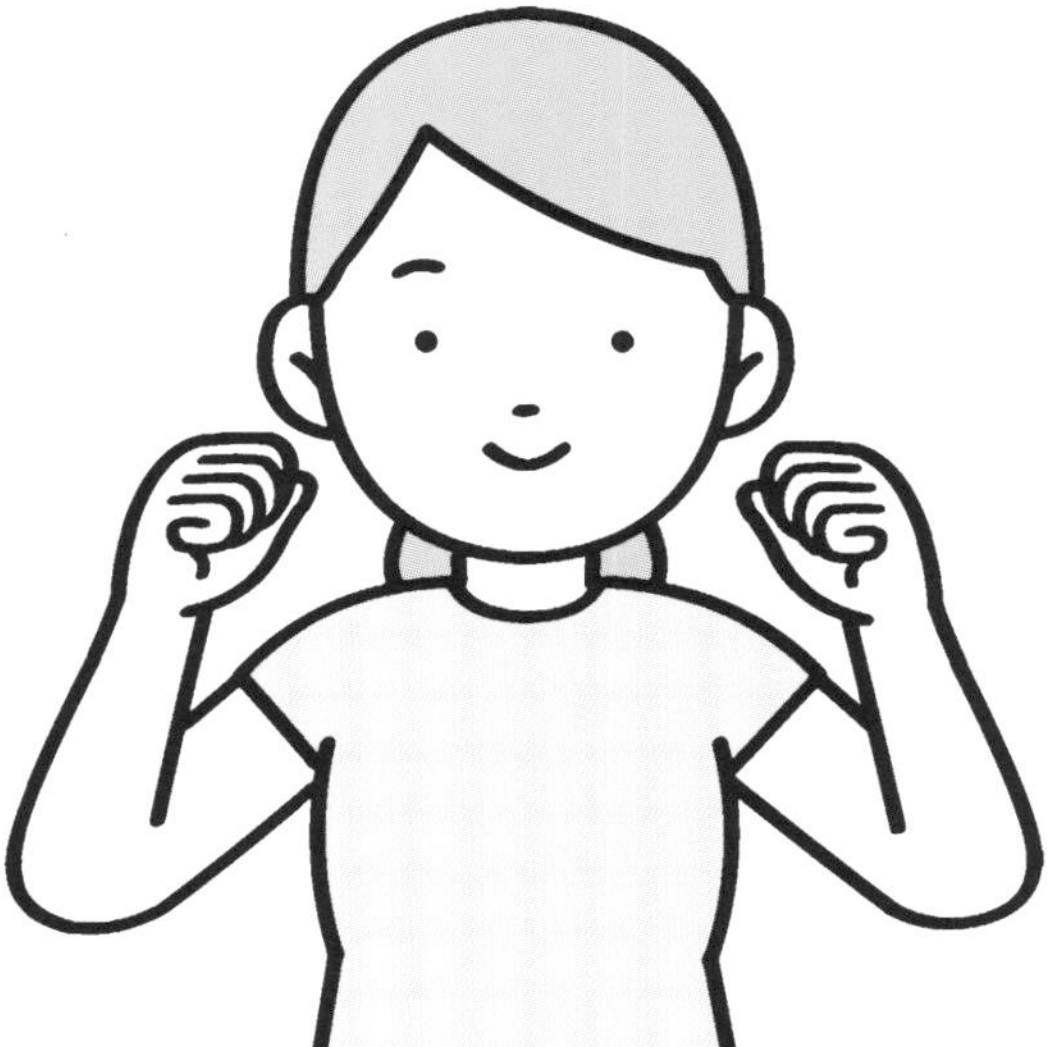

第2章

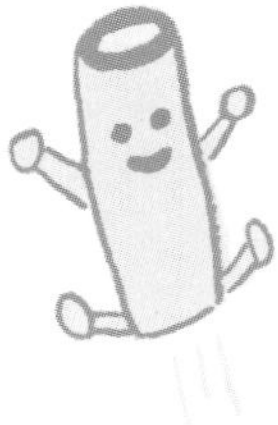

血流改善1分体操&ツボ押し

年齢や性別を問わず、誰でもできる血流改善法

いつでも、誰でも、どこでもできる！

この章では**「短時間で血流をアップする」**ことを目的に考案した血流改善法をお届けします。最初に紹介する**「基本の1分体操」**は、**①立ったまま「かかとの上げ下げ」**、**②座ったまま「足首回し」**、**③寝たまま「バンザイ」**の3つですが、どれも負荷が軽く、「立って・座って・寝て」できるものを1つずつ紹介するので、時間や場所を問わず手軽にできるはずです。そして、①と②の体操でターゲットとしている**「ふくらはぎ」**と、③の体操でターゲットにしている**「脳と腕」**は、血流改善の効果がもっとも高い部位です。だからこそ、**この基本の体操だけをやっても血流は必ずよくなるのです。**

続いて、血流を改善しつつ、腰痛・肩こり・冷えなどピンポイントの不調にも効く**症状別の1分体操**と指で押すだけで血流改善ができる**1分ツボ押し**、さらには血流に大

いに関わる**腎臓にアプローチするマッサージと体操**も紹介します。
これらは年齢や性別を問わず1分あれば「いつでも、誰でも、どこでも」できる簡単なものばかりなので、ぜひ試してみてください。

パジャマでもOK！　毎日やらなくてもOK

理想は動きやすい服装に着替えて、暖色系の照明をつけた静かな部屋で毎日同じ時間におこなうことですが、わざわざ体操のために準備をすると長続きしません。**服装はスポーツウェアである必要はなく、ふだん着ている部屋着やパジャマでかまいません**。テレビを見たり、ラジオを聴きながらでかまいません。呼吸の仕方にも決まりはありませんので、息を止めずに自然な呼吸を心がけてください。特別に用意するものもありません。自分の体だけでおこなうことができます。「ヨガマットを用意したほうがやる気が出る」という方は用意してもいいでしょう。でも、片づけるのが億劫になる人は使わなくてもいいんです。お香が好きな方はお香を焚いてみるのもおすすめです。寝ながらおこなうものは、布団の上かマットをしいておこないましょう。

毎日やらなくても問題ありません。もちろん毎日やるのが理想ですが、嫌になってしまっては本末転倒ですから、がんばって毎日やろうとはせずに、それこそ週1回でもかまわないので、やろうと思ったときにおこないましょう。

そして、継続することが大切です。**まずは3週間を目標にはじめてください**。3週間続けば習慣として生活の中に定着してくるからです。そして**3ヶ月続けば、不調の9割は今よりよくなっている**でしょう。

1分体操の注意点

この章では、体のさまざまな部位の体操やストレッチ、マッサージ、ツボ押しなどを紹介しますが、ぜんぶやる必要もありません。どれか1つやるだけでも効果はあります。体力的にいくつかできるなら、ぜひ複数おこなってください。ただし、無理は禁物です。疲れたり、痛くなるまでおこなう必要はありません。

先ほど説明したように、夜になるとふくらはぎ周辺の血流が滞りやすくなります。つまり、ふくらはぎの血流を改善することがもっとも効果的なのです。ですので**1つだけやるとすれば、ふくらはぎの体操やマッサージがおすすめ**です。

そして、あくまで血流を改善することが目標なので、**「やさしく、ゆっくり、弱く」**を意識しましょう。反対に激しく、早く、強くおこなうことは絶対に避けてください。激しくやると交感神経が優位になってしまいます。

また、長時間おこなうと筋肉を痛めてしまうこともあるので、それぞれの体操は1分を超えないようにしてください。回数は1日1回から3回までがおすすめです。マッサージやツボ押しの強さは「痛気持《いたきも》ちいい」くらいが目安です。

まずはこの章で紹介する1分体操をひととおり試してみるのをおすすめします。その中で自分に合った体操を選んで続けてほしいと思います。

ツボ押しのコツ

この章ではツボ押しもたくさん紹介しますが、正確なツボの位置がよくわからないという方も多いと思われます。そんなときは**ツボのあたりに手のひらを当てて、回しながら広く押して刺激する**ようにしましょう。

およその位置が合っていれば効果は十分に出ます。合谷《ごうこく》（p83）などは骨のキワにあるツボなので、**骨を押して刺激するようなイメージ**をもつといいでしょう。痛気持ちいいところが見つかったら、そこがあなたのツボだと思ってください。

今日から
はじめる!

基本の1分体操

① 立ったまま「かかとの上げ下げ」
② 座ったまま「足首回し」
③ 寝たまま「バンザイ」

第1章を読まれた皆さんは、血流の大切さがよくわかったと思います。が、しかし……じゃあ何からはじめればいいの？　と思ったに違いありません。テレビ・雑誌やSNSには、健康に関する情報があふれ、何からはじめていいのか迷ってしまいますよね。

でも、ご安心ください！　これさえやっておけば血流はよくなるという基本の1分体操をご用意しました。「立ったまま、座ったまま、寝たまま」でできる3タイプですが、1つだけ選んでやっていただいてけっこうです。まずは自分ができそう、やったら気持ちよさそうと思うものから、ぜひはじめてみてください。もちろん血流のよい悪いは人それぞれで、どれくらいやれば効果を実感できるかは人によって異なりますが、まずは1度試してください。そして3週間を目標にスタートしましょう。そして、3ヶ月続けば、血流改善を実感できるはずです。それぞれの体操には狙いや効果、やり方を紹介しているので、それも参考に選んでみてください。

改善するのはココ!　ふくらはぎ

基本の1分体操 1

立ったまま「かかとの上げ下げ」

ふくらはぎは「第2の心臓」とよばれるほど大切な場所です。ここが下半身における心臓のような役割を担い、下半身の血液を、静脈を通じて心臓へ押し戻しています。そんなふくらはぎの血流を改善するいちばん簡単な方法が、かかとの上げ下げです。毎日1分、ふくらはぎに刺激を与えるだけで血流がよくなります。

【やり方】

両足を肩幅程度に開き、両手を腰に当てて、立ったまま両足のかかとを同時に上げ下げします。最初はゆっくりと30秒かけておこない、慣れてきたら1分を目標に！

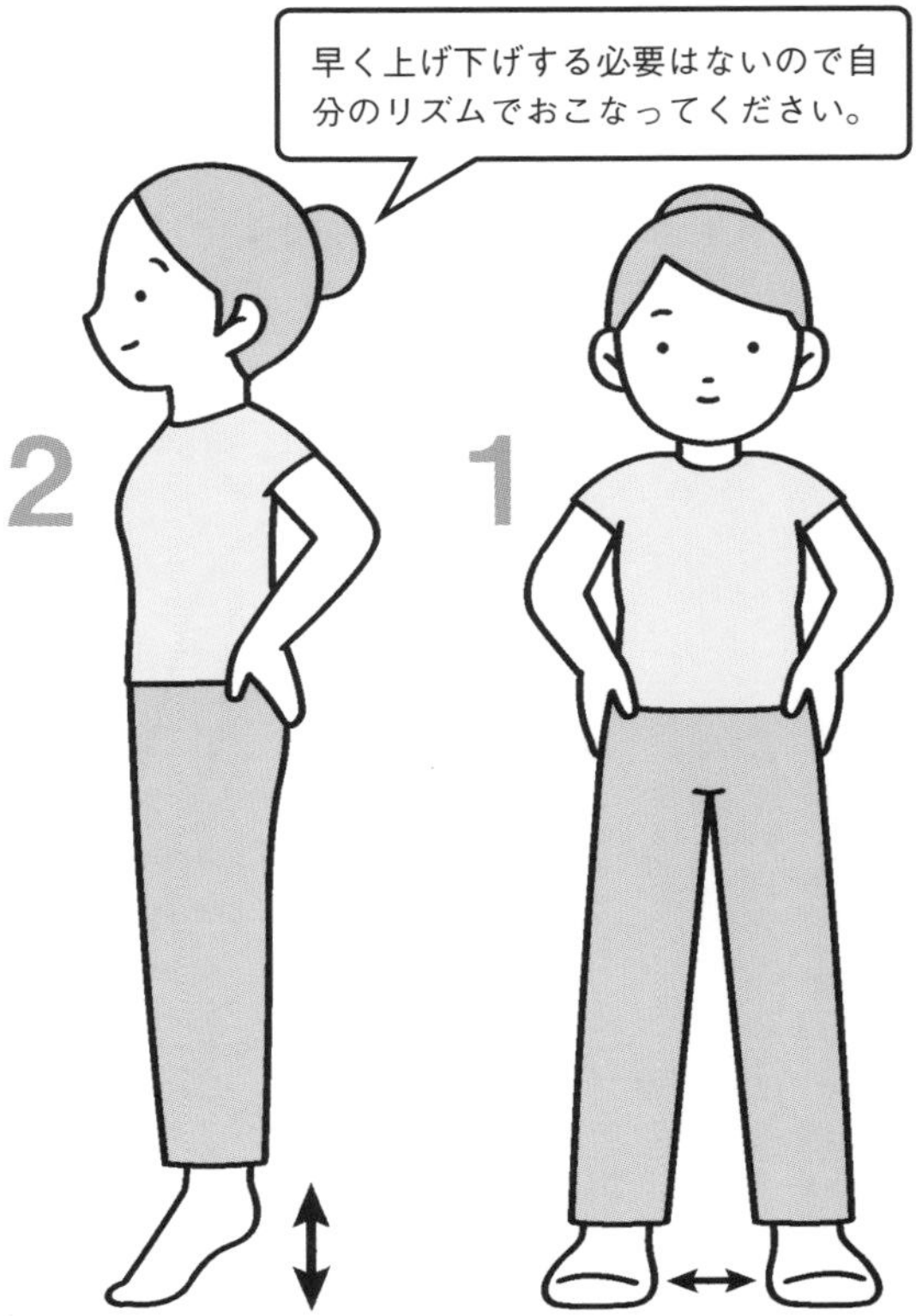
早く上げ下げする必要はないので自分のリズムでおこなってください。
2
1

2　かかとを無理に高く上げる必要はありません。床から離れる程度でOKです。

1　両足を肩幅程度に開き両手を腰に当て、このまま、かかとの上げ下げをはじめます。

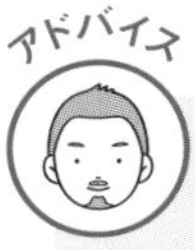
アドバイス

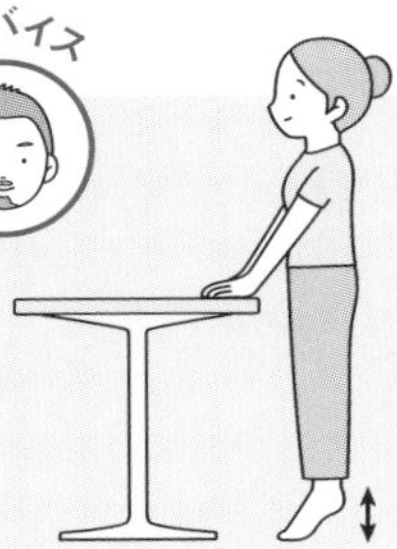

バランスがうまくとれない人は机や壁に両手をついてもOKです。ふくらはぎの筋肉に刺激を与えることが目的なので、やりやすい方法でおこなってください。

改善するのはココ! 足先とふくらはぎ

基本の1分体操 2

座ったまま「足首回し」

座った状態で血流を改善したいとき、もっとも簡単にできる方法が座ったまま「足首回し」です。手で足をぐるぐる回して刺激することで、足先とふくらはぎの血流を改善します。足に溜まっていた血液をすっと流して、心臓まで送り届けてあげましょう。

【やり方】

椅子に座ったまま、片脚を上げて足首を太ももにのせ、同じ側の手で足首を軽くおさえます。そして、反対の手で足先をつかんで足をぐるぐると回します。片足30秒ずつおこないましょう。

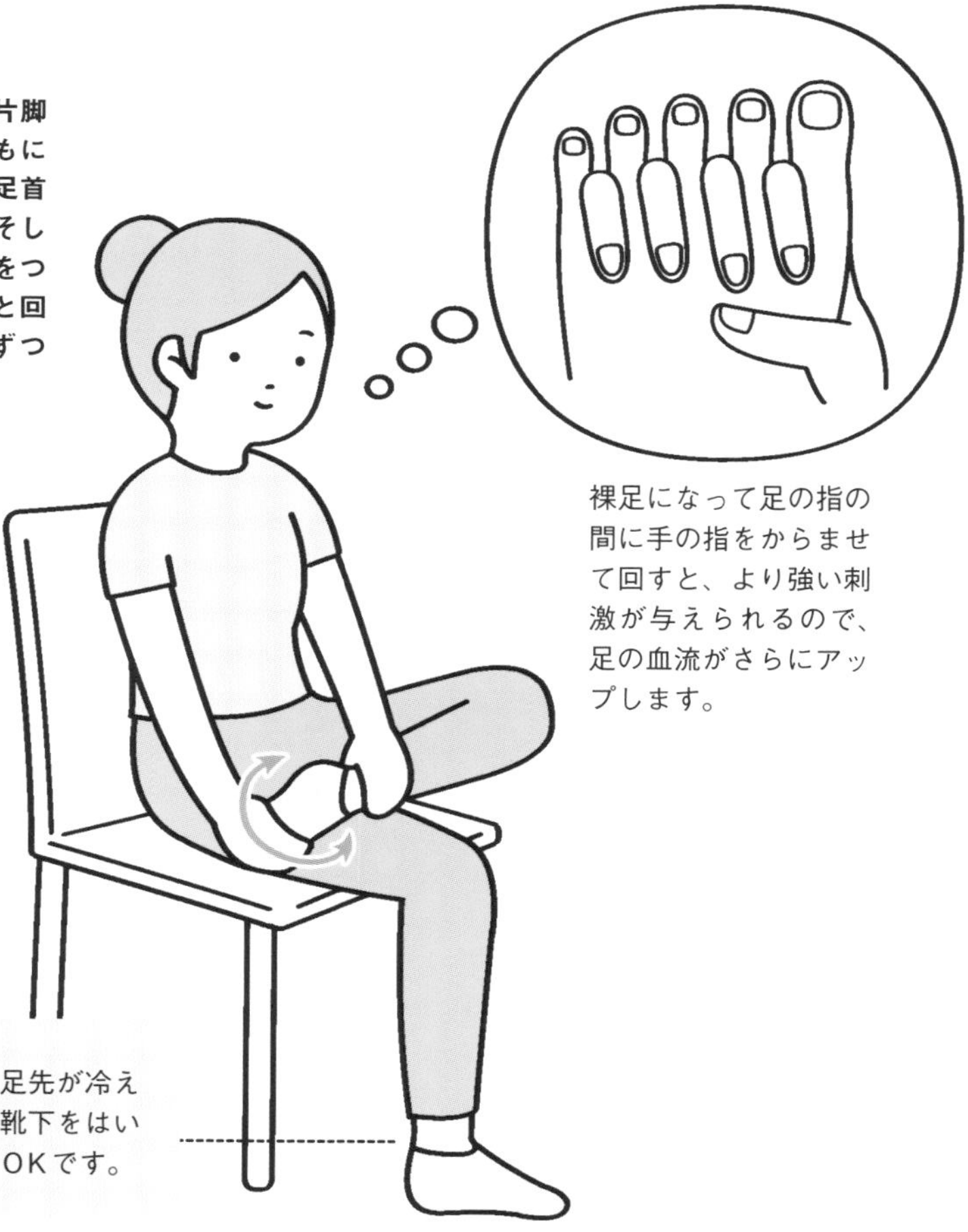

裸足になって足の指の間に手の指をからませて回すと、より強い刺激が与えられるので、足の血流がさらにアップします。

足を回す方向はどちらでもかまいません。

アドバイス

寒い日は、足先が冷えないように靴下をはいたままでもOKです。

改善するのはココ!　**脳と腕**

基本の1分体操 3

寝たまま「バンザイ」

朝起きたときや夜寝る前など、布団の上で簡単にできる方法が、寝たまま「バンザイ」です。その名のとおり、寝たままバンザイをするように両腕を斜めにのばします。これを1分続けるだけで脳と腕の血流がよくなり、さらに猫背の改善にも効果があります。

【やり方】

寝たまま体の力を抜いて、斜めに両腕を大きくのばします。気持ちいいと感じるところで止めて、そのまま1分間のばし続けましょう。

すべての1分体操に共通していることですが、疲れたなと感じたら、1分たたなくても止めてください。

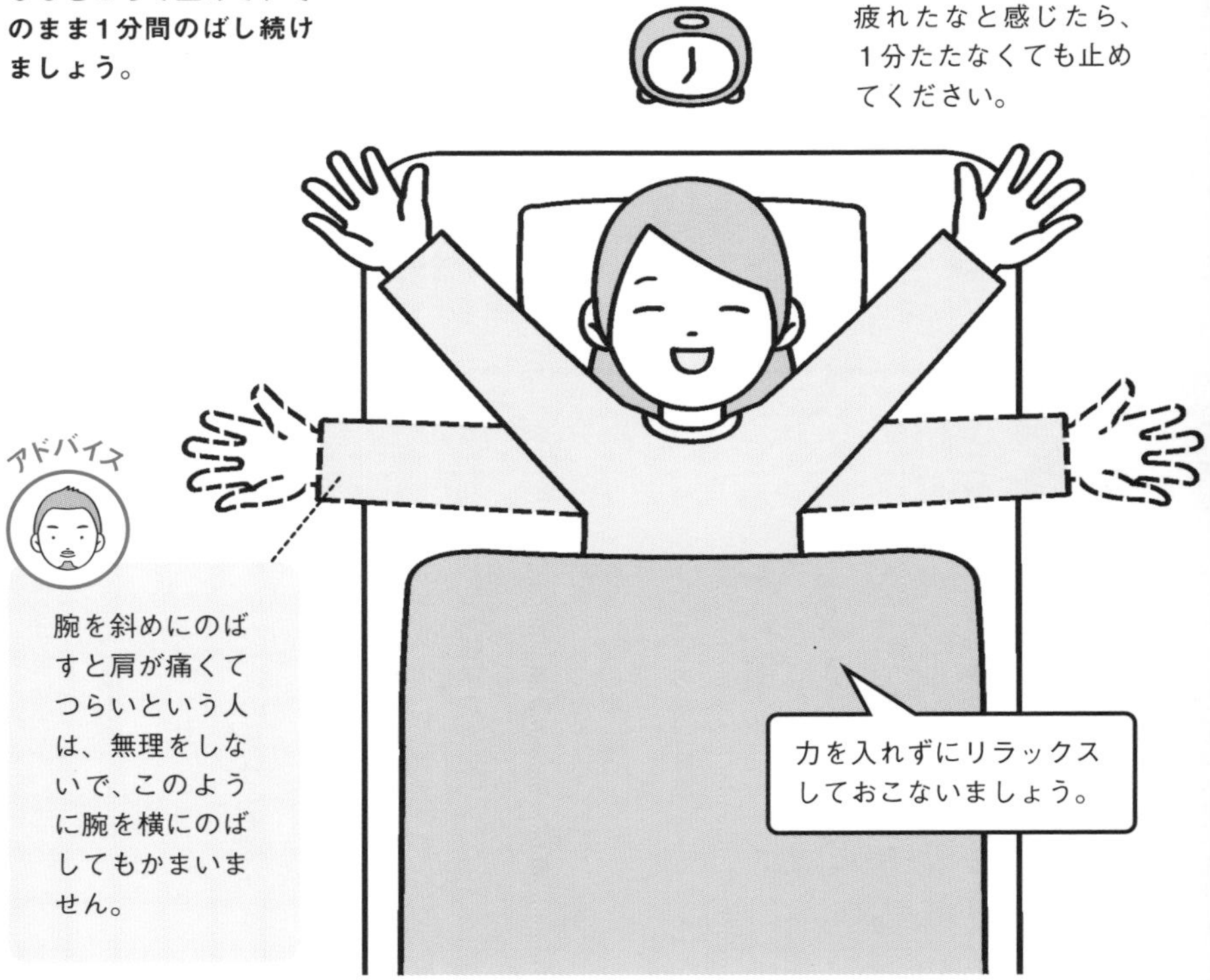

アドバイス
腕を斜めにのばすと肩が痛くてつらいという人は、無理をしないで、このように腕を横にのばしてもかまいません。
力を入れずにリラックスしておこないましょう。

不調と
血流を
一気に改善!

症状別の1分体操

ここでは気になる不調を改善するために、血流と不調の両方に効く方法を伝授します。腰痛・肩こりにはじまり生理痛・便秘にいたるまで、症状別の1分体操を17種類ご用意しました。この中から今お悩みの不調に効く体操を選んでやってみてください。1分以上やる必要はありません。1日何回もやる必要はありません。

ただし1つだけお願いがあります。基本の体操でもご説明したように、最初は3週間続けることを目標にはじめ、効果を感じたら3ヶ月ほど続けてみてください。そうすれば、あなたの悩みがいつの間にかラクになっているはずです。

---

1 【腰痛】ゆったり体ゆらし
2 【肩こり】三方腕のばし
3 【手のしびれ】親指のばし
4 【手のしびれ】手のひらの背屈《はいくつ》と掌屈《しょうくつ》
5 【足のしびれ】足の背屈《はいくつ》と底屈《ていくつ》
6 【足の冷え】ふくらはぎマッサージ
7 【足の冷え】八風《はっぷう》刺激法《しげきほう》
8 【手の冷え】指間《しかん》刺激法《しげきほう》
9 【手のむくみ】手のグーパー体操
10 【全身疲労】滝のポーズ
11 【全身疲労】その場で行進
12 【頭痛】首のつけ根のマッサージ
13 【頭痛】首のストレッチ
14 【目の疲れ】目のまわりをマッサージ
15 【生理痛】気海《きかい》刺激法《しげきほう》
16 【便秘】小腸マッサージ
17 【便秘】大腸マッサージ

この症状に効く!　**腰痛**

症状別の1分体操 1

ゆったり体ゆらし

腰痛に悩んでいる人は、この体操をおこなってみましょう。体をゆっくりと左右に倒すだけで、こりかたまった腰まわりの筋肉をゆるめることができます。腰まわりの筋肉がゆるむと、腰周辺の血管が圧迫から解放されるので、血流がよくなります。すると腰の痛みがラクになります。

【やり方】

両足を肩幅程度に開き、両手を腰に当てます。体の力を抜いて、左右交互に体を倒します。ゆっくりとリズミカルにおこない、それを1分間続けましょう。

アドバイス

心の中で「1、2」とゆったりとしたリズムをきざんでおこなってください。

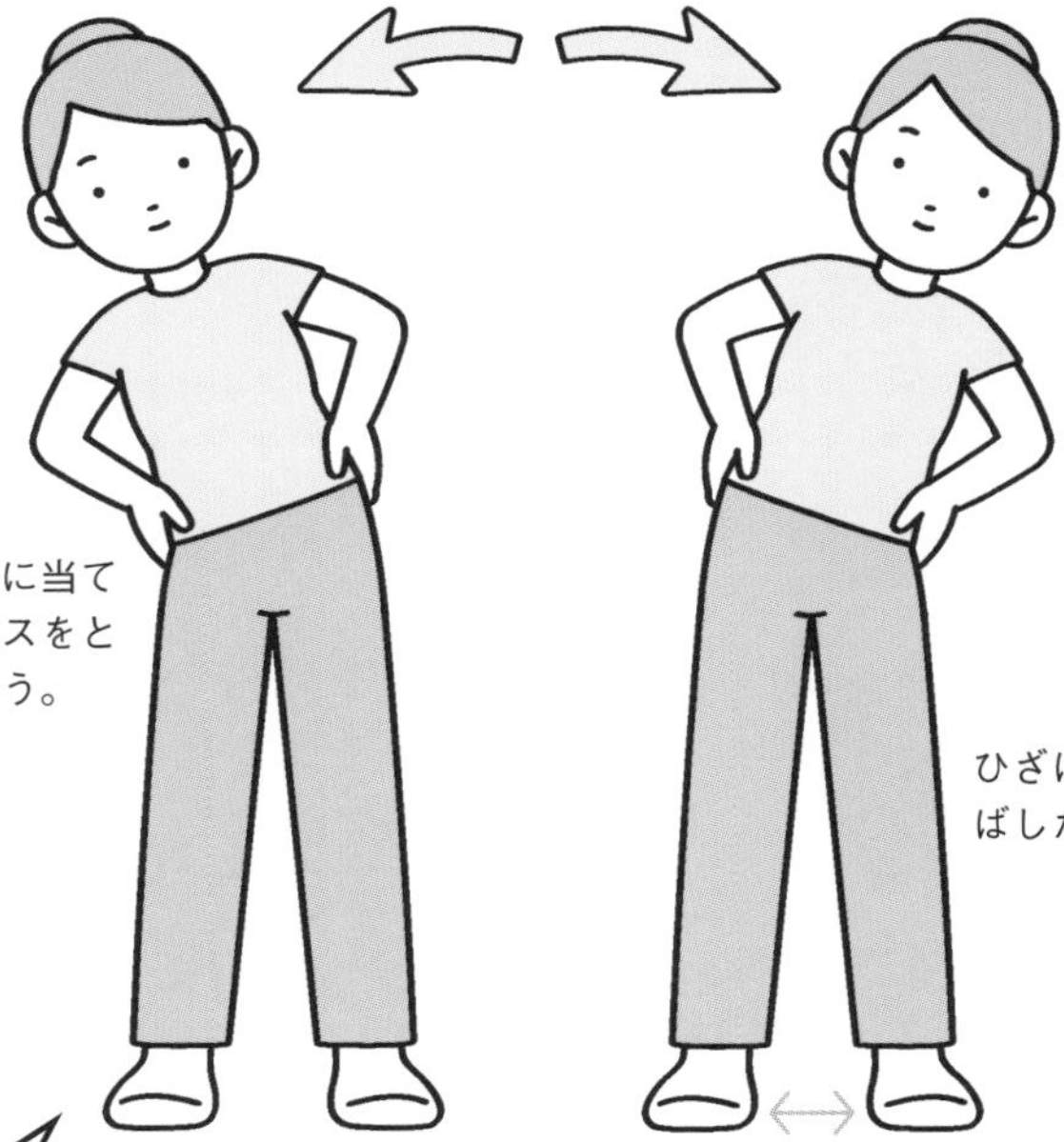
両手を腰に当ててバランスをとりましょう。
ひざはまっすぐのばしたままで！
足の位置は肩幅を目安にしましょう。
倒す角度に決まりはありません。自分が気持ちいいと感じるくらいでOKです。

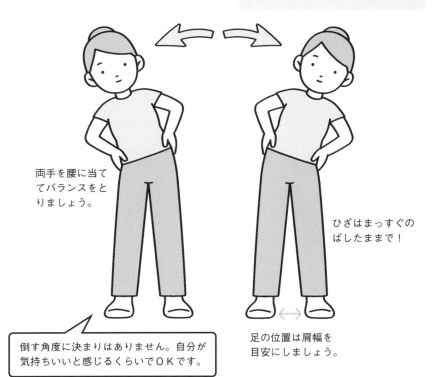

この症状に効く! **肩こり**

症状別の
1分体操
2

三方腕のばし

この体操は肩こりと首こりを解消する以外に、猫背も改善できるいいことずくめの体操です。胸と腕の筋肉がのび、胸から腕まわりの血流が改善します。手のひらを上に向けることで、より筋肉がのびやすくなります。

【やり方】

手のひらを上に向けて、両腕を広げて腕をのばします。腕はイラストのように斜め上→横→斜め下の順でのばします。それぞれ20秒ずつのばしていきましょう。

アドバイス

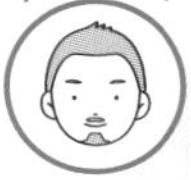

立っておこなっても、座っておこなってもOKです。

1

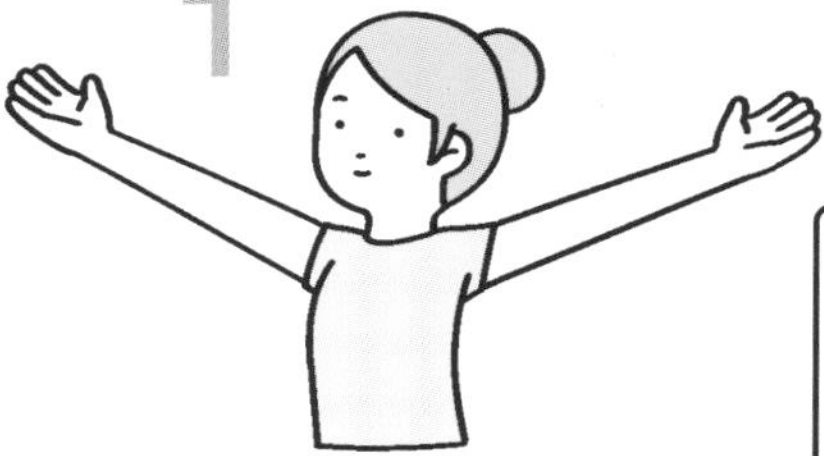

最初は両腕を斜め上に広げて腕と胸の筋肉を20秒間のばします。そのとき、気持ちいいと感じるところまで体を少し反らせると、より効果的です。

2

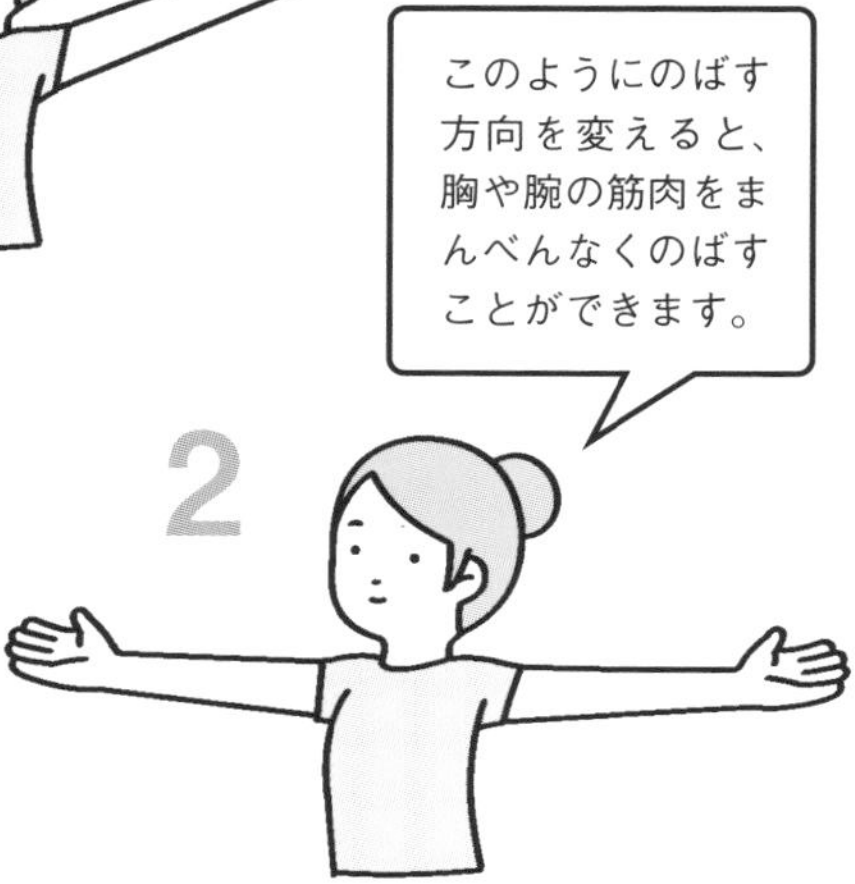
このようにのばす方向を変えると、胸や腕の筋肉をまんべんなくのばすことができます。

続いて腕を横に広げて、胸と腕まわりの筋肉を20秒間のばします。

3

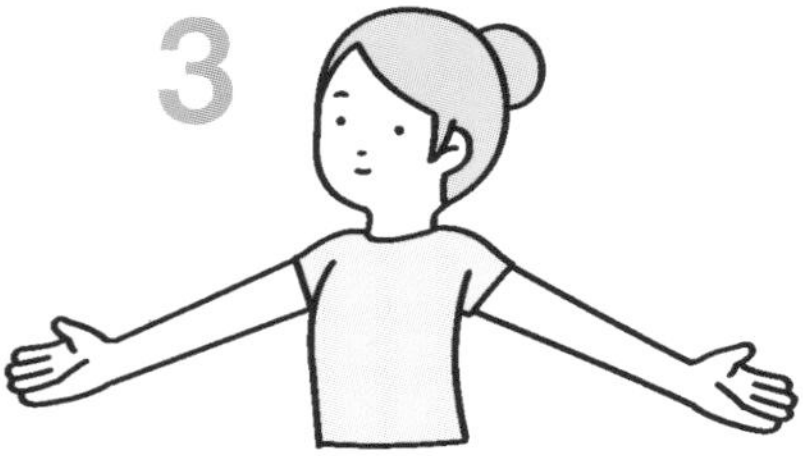

最後に腕を斜め下に広げて、胸と腕まわりの筋肉を20秒間のばします。

この症状に効く！ **手のしびれ**

症状別の1分体操 3

親指のばし

この体操は手のしびれに効くだけではなく、猫背の改善にもつながります。デスクワークを続けると、手首と腕が体の内側にねじれ、肩も内側に入り猫背になってしまいます。そんなときにこの体操をおこなえば、手首が外側にのばされ猫背も改善されます。

【やり方】

イラストのように開いた手の親指を逆の手で握り、親指のつけ根がのびるように体側へ親指を反らせます。30秒間のばしたら、手を入れかえて逆の親指のつけ根を30秒間のばしましょう。

アドバイス

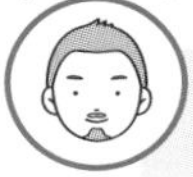

猫背がなおると呼吸もしやすくなり、脳への血流がアップします！

手がしびれていなくても、疲れがとれて気持ちいいと感じるはずです。

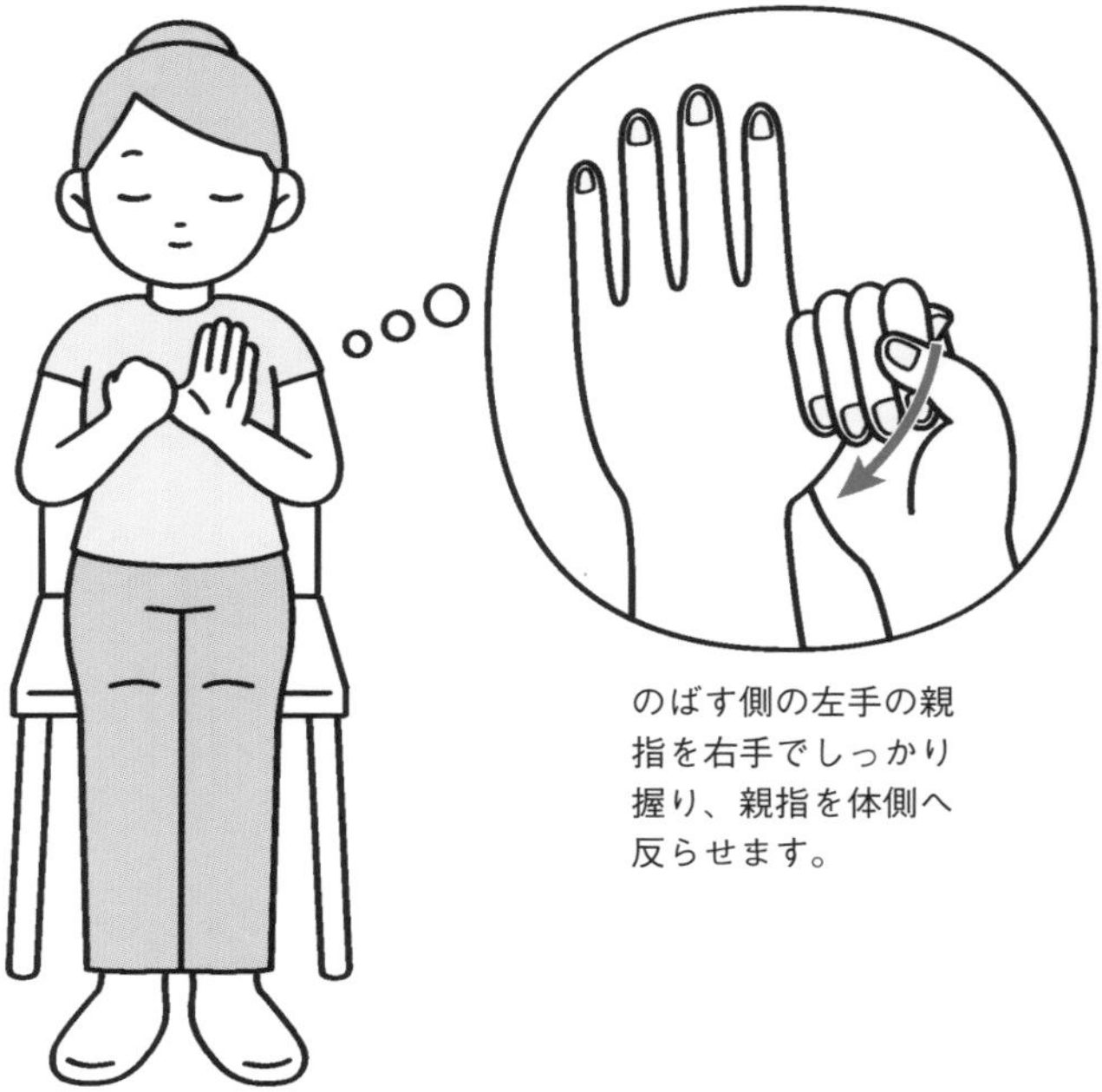

親指のつけ根がのびていると感じるくらいまで、親指を体側へ反らせてください。

のばす側の左手の親指を右手でしっかり握り、親指を体側へ反らせます。

この症状に効く! **手のしびれ**

症状別の
1分体操
4

手のひらの背屈《はいくつ》と掌屈《しょうくつ》

手のひらの背屈とは手首を甲側に曲げること。そして掌屈は手首を手のひら側に曲げることです。この動きをそれぞれ15秒間おこなうことで、前腕《ぜんわん》の表と裏の筋肉をほぐすことができます。すると前腕から手のひらにかけての血流がよくなり、手のしびれも改善します。

【やり方】

片方の腕をまっすぐ前にのばし、反対の手でつかんで背屈と掌屈をおこないます。まずは手の甲側に曲げて15秒間キープし、次に手のひら側に曲げて15秒間キープします。それが終わったら、反対側の手も同様におこないましょう。

アドバイス

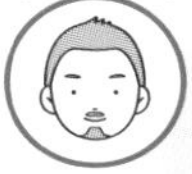

最初は硬くてうまく曲がらなくても、続けていくうちに曲がるようになります！

掌屈

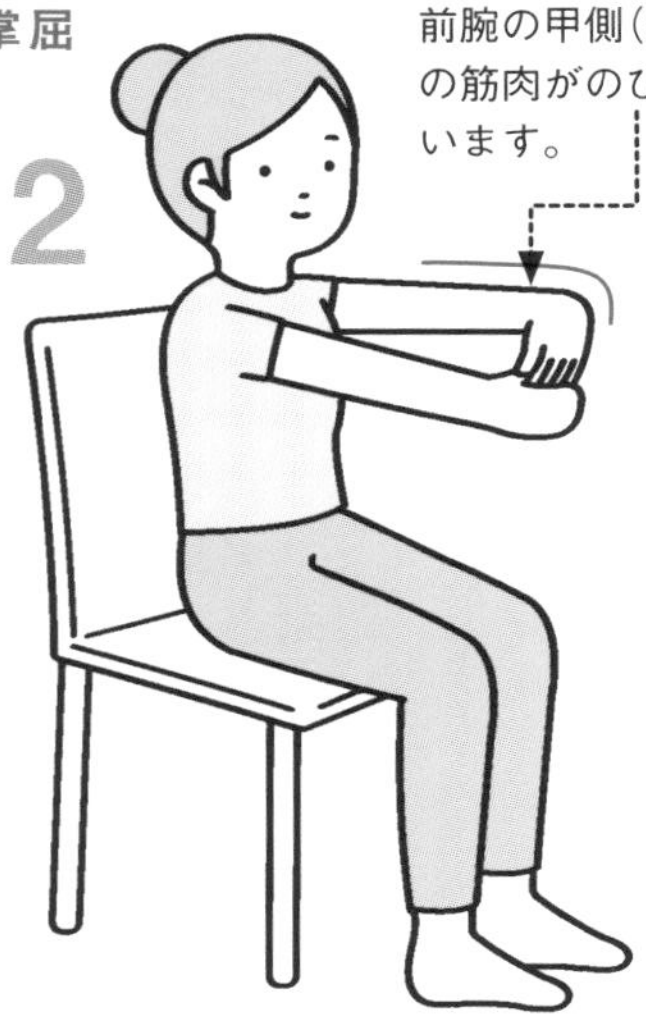
2
前腕の甲側(表)の筋肉がのびています。

続いて手のひら側に（手のひらを下方向に）曲げます。手首をしっかり曲げる感じで15秒間のばします。

背屈

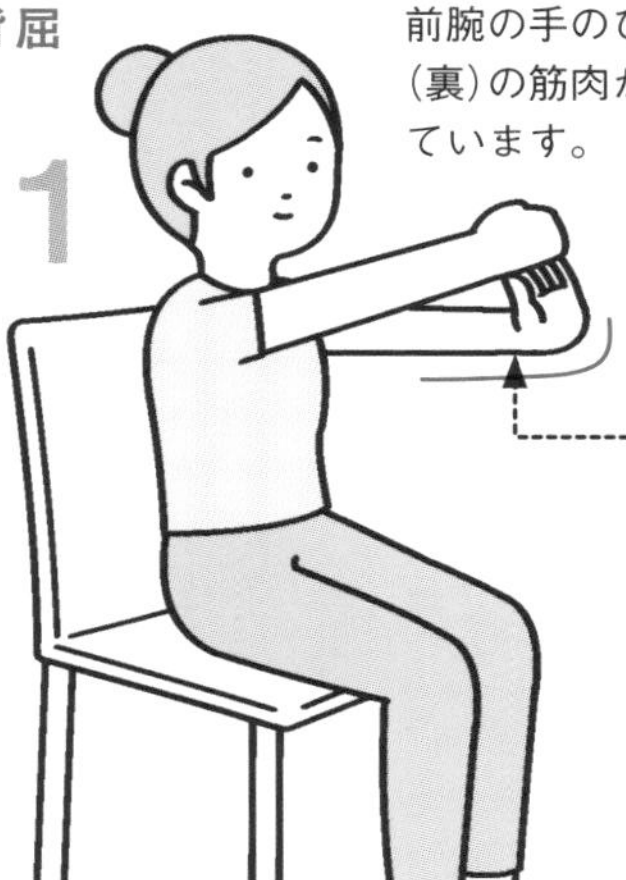
1
前腕の手のひら側(裏)の筋肉がのびています。

のばしたほうの手を甲側に（手のひらを上方向に）曲げます。そのとき指先を反対の手でしっかりつかみ、手のひらが反るように15秒間のばします。

この症状に効く! **足のしびれ**

症状別の1分体操 5

足の背屈《はいくつ》と底屈《ていくつ》

足の背屈とは手（ｐ64）と同様、足首を甲側に曲げること。底屈は足首を足裏側に曲げることです。この動きを15秒ずつおこない、ふくらはぎとすねの筋肉をほぐして血流をアップします。背屈はふくらはぎ側のしびれに、底屈はすね側のしびれに効きますが、両方をおこなうことで効果がさらにアップします。

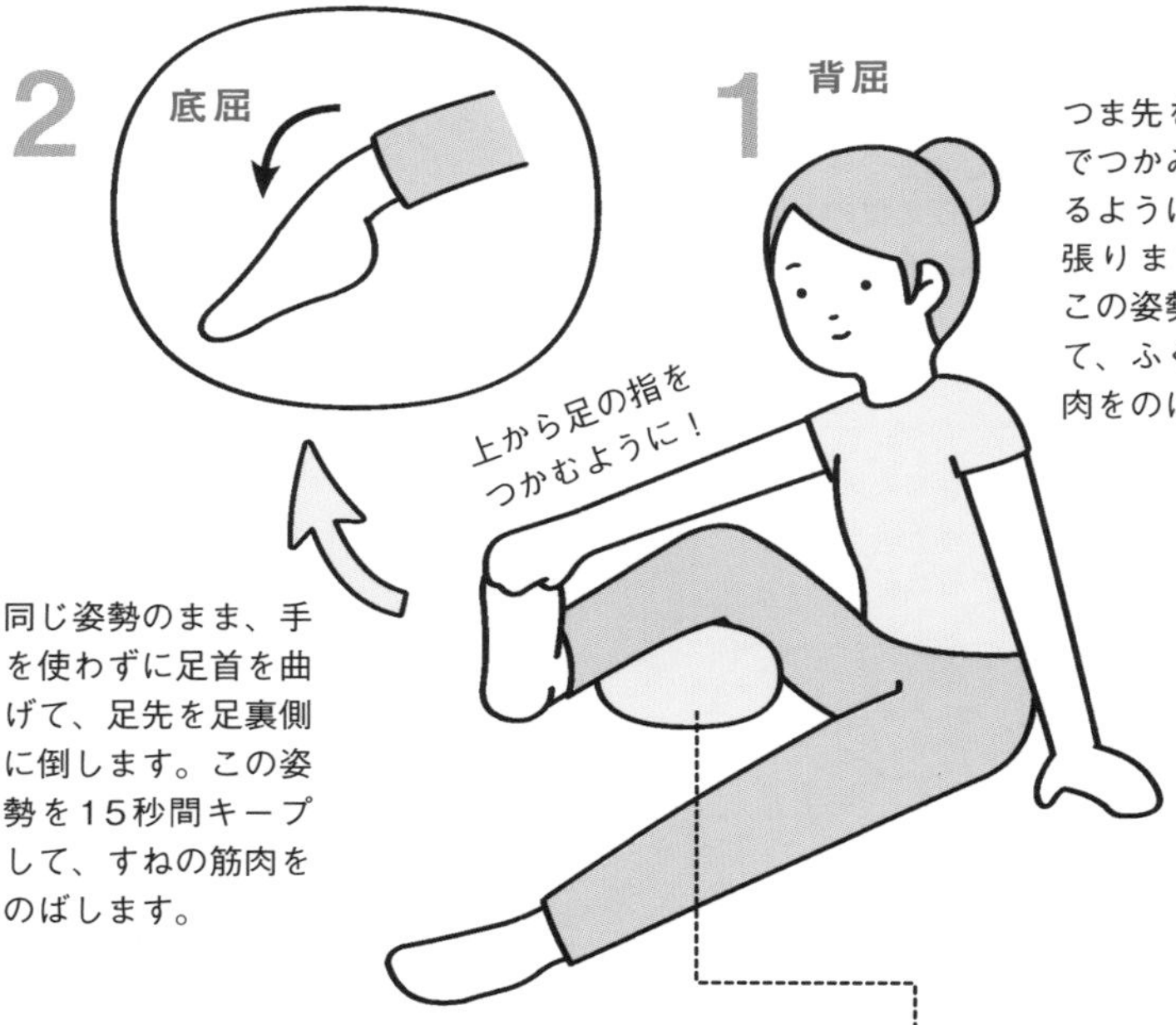

つま先を同じ側の手でつかみ、足裏が反るように甲側に引っ張ります。15秒間この姿勢をキープして、ふくらはぎの筋肉をのばします。

同じ姿勢のまま、手を使わずに足首を曲げて、足先を足裏側に倒します。この姿勢を15秒間キープして、すねの筋肉をのばします。

【やり方】

床に座って両脚をのばし、片方の手で足先をつかんで背屈し、続いて手を使わず底屈をおこなっていきます。背屈を15秒間、底屈を15秒間キープしたら、反対の足も同じようにおこないましょう。

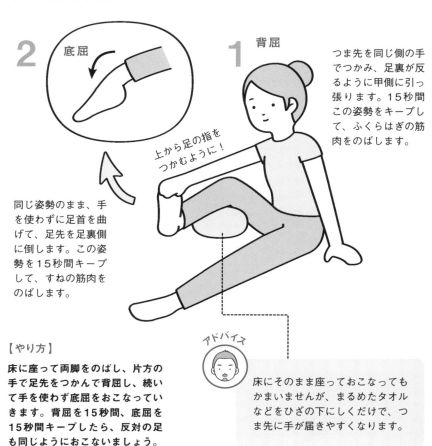

床にそのまま座っておこなってもかまいませんが、まるめたタオルなどをひざの下にしくだけで、つま先に手が届きやすくなります。

この症状に効く! **足の冷え**

症状別の1分体操 6

ふくらはぎマッサージ

足の冷え対策におすすめなのが、このふくらはぎマッサージです。床に座って両手でふくらはぎをもむだけで血流がアップします。ふくらはぎの筋肉がほぐれると、足先の毛細血管に血液が流れるようになるので、足の冷えがみるみる改善します。

【やり方】

床に座り片脚であぐらをかくようにひざを曲げ、両手で三角形をつくります。両手は三角形のまま、足首のあたりから、ふくらはぎをもみはじめ、ひざの内側あたりまで30秒間かけてほぐしていきましょう。脚を入れかえて、反対側もおこなってください。

アドバイス

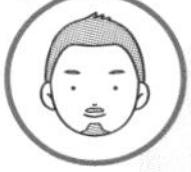

慣れてきたら、両脚であぐらをかいておこなうのもおすすめです。ふくらはぎの筋肉がゆるむのでマッサージ効果がアップします。

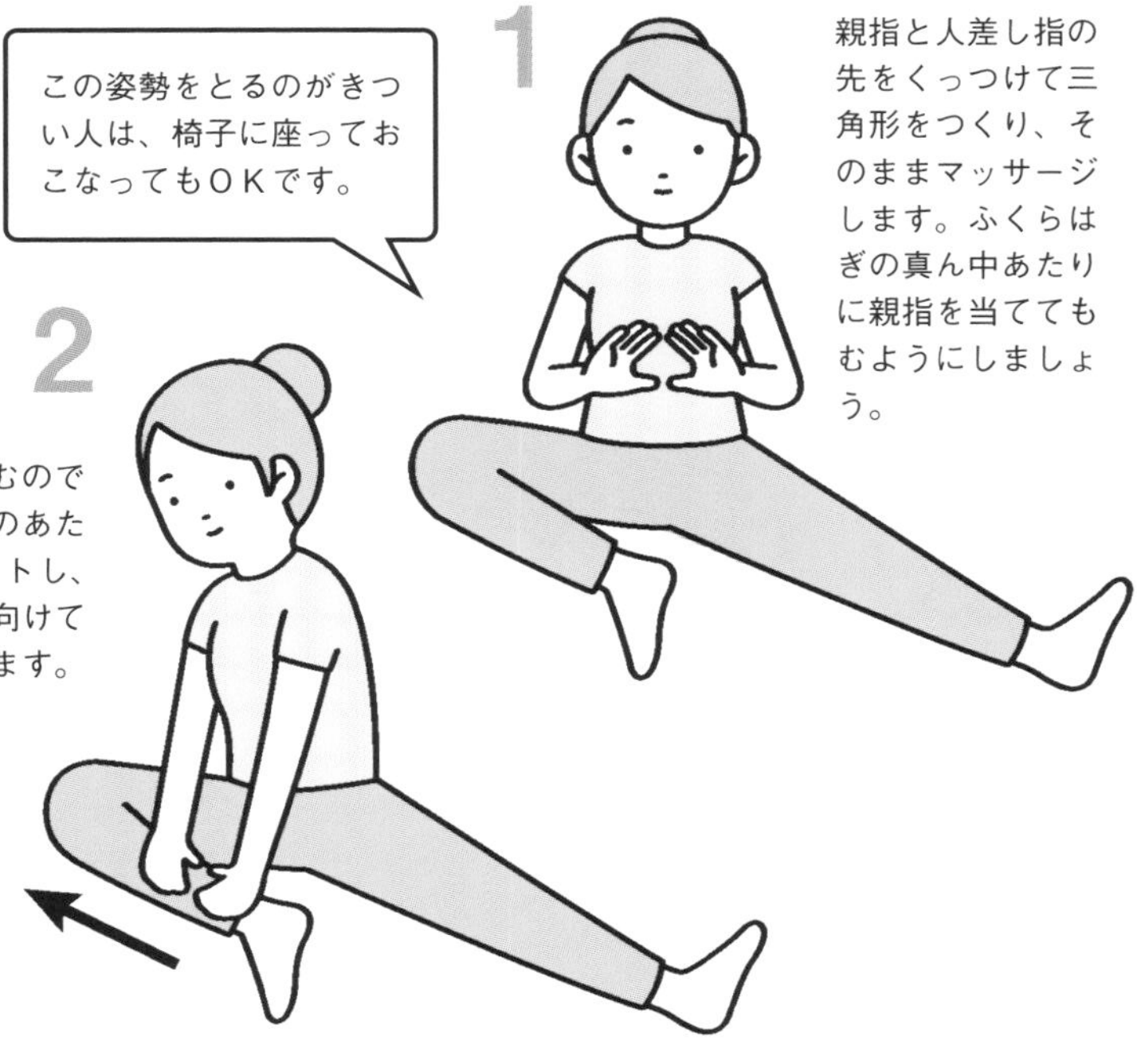
この姿勢をとるのがきつい人は、椅子に座っておこなってもOKです。
1
2

1 親指と人差し指の先をくっつけて三角形をつくり、そのままマッサージします。ふくらはぎの真ん中あたりに親指を当ててもむようにしましょう。

2 やみくもにもむのではなく、足首のあたりからスタートし、ひざの内側へ向けてほぐしていきます。

この症状に効く！　**足の冷え**

症状別の1分体操 7

八《はっ》風《ぷう》刺《し》激《げき》法《ほう》

足の指と指の間のつけ根には、八風とよばれる血流を改善するツボがあります。このツボを親指の腹の部分を使って軽く刺激することで、足にある毛細血管の血流がよくなり、足先の冷えが解消されます。

【やり方】

八風のツボは、足の親指と人差し指の間、人差し指と中指の間、中指と薬指の間、薬指と小指の間にあり、両足で合計すると8ヶ所あります。やり方は5秒間押ししてから離すようにします。4ヶ所を30秒ほどかけて押し、足をかえて反対側もおこないましょう。

アドバイス

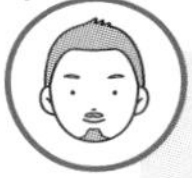

ツボのあたりを軽く押してみて、ちょっと痛いなと感じた場所があなたのツボです。

5秒間押したら離す。それだけでツボは刺激されます。痛気持ちいいと感じる程度で押してください。

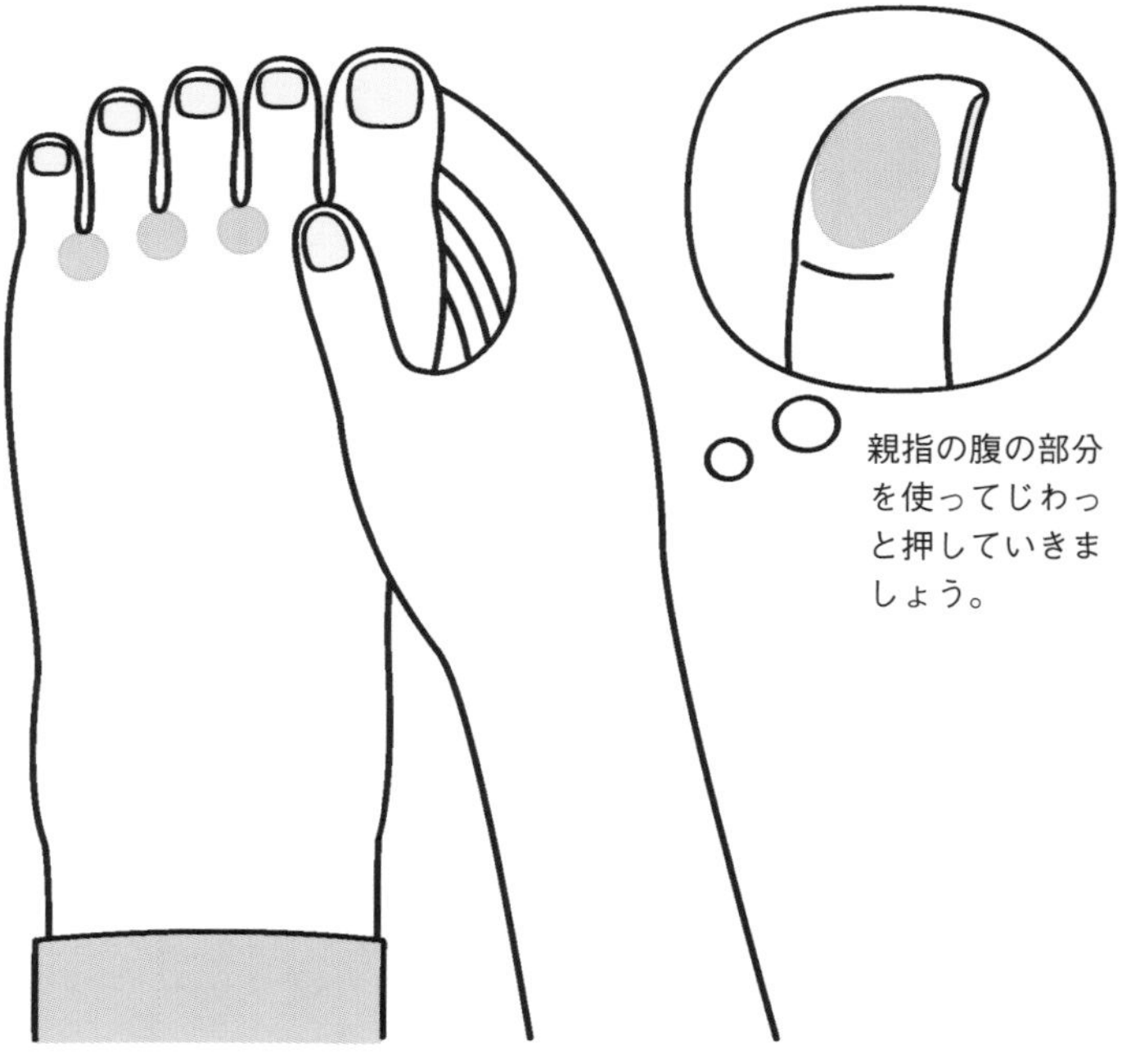

親指の腹の部分を使ってじわっと押していきましょう。

この症状に効く! 手の冷え

症状別の1分体操 8

指間刺激法《しかんしげきほう》

p67では足の冷えに効くツボを紹介しましたが、ここでは手先の冷えに効くツボを伝授します。八風と同じように、手の指と指の間に8つ（虎口《ここう》を含む）ある指間というツボです。このツボを押すだけで、指先の毛細血管に血液が行きわたり、手の冷えを改善します。

【やり方】

ツボは手の親指と人差し指の間（虎口）、人差し指と中指の間、中指と薬指の間、薬指と小指の間にあり、両手で合計すると8ヶ所あります。親指側のツボから順に5秒ずつ押していき、30秒ほどかけて4ヶ所を押し、手をかえて反対側もおこないましょう。

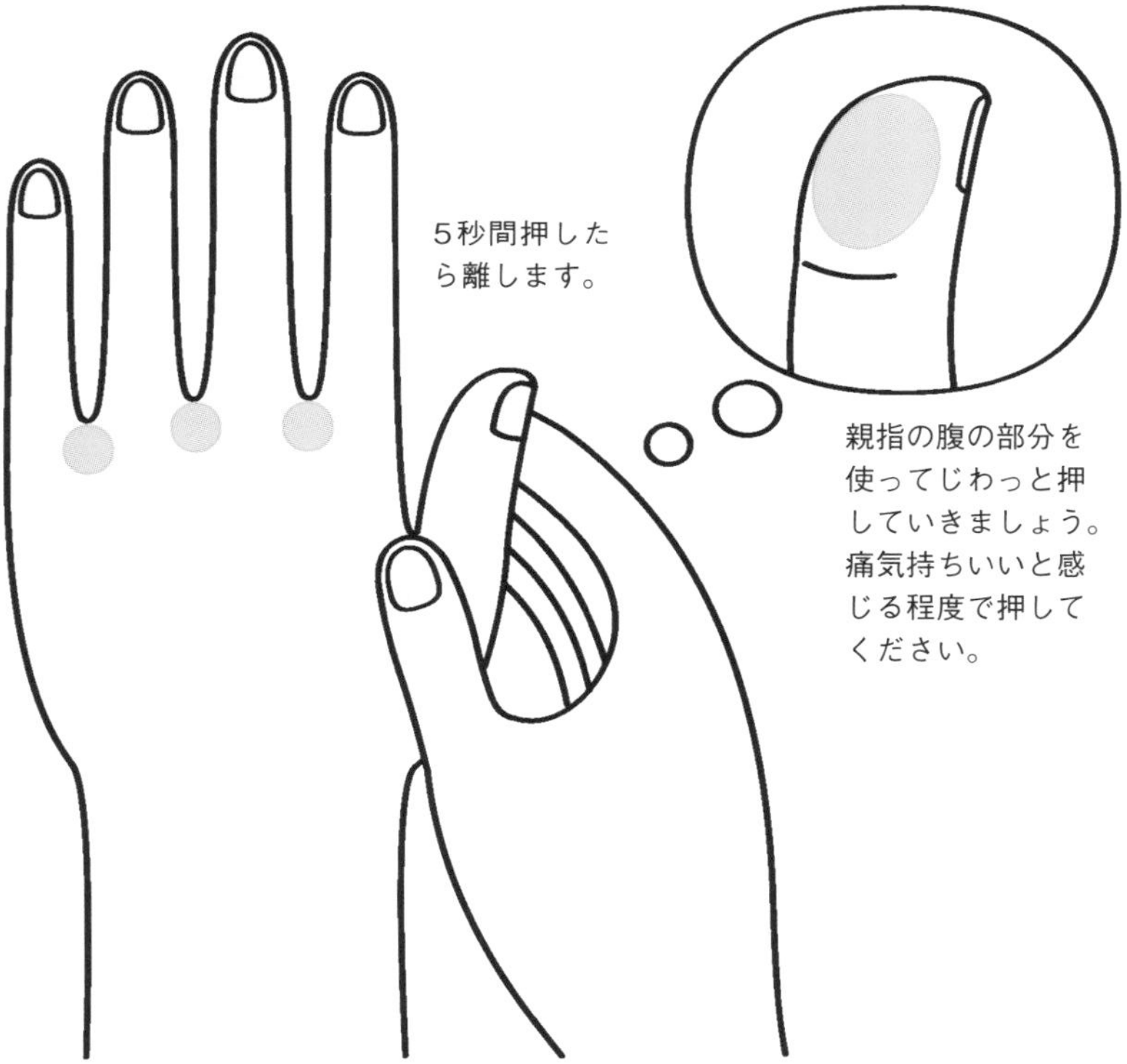

5秒間押したら離します。

親指の腹の部分を使ってじわっと押していきましょう。痛気持ちいいと感じる程度で押してください。

この症状に効く!　**手のむくみ**

症状別の
1分体操
9

手のグーパー体操

「水分をとりすぎるとむくむ」と思っていませんか？　じつはあまり関係ありません。正しくは血流が滞った結果、水分が血管からあふれだしてむくむのです。そこで血流の改善が必要です。グーパー体操で指先から腕にかけての血流を改善させ、手のむくみを解消します。

【やり方】

腕を前にのばして「強く握って、開いて」を両手で繰り返します。はじめはゆっくりと30秒間おこない、慣れてきたら1分間続けましょう。

アドバイス

強く握るのがポイントです。そうすれば手を開いたとき、一気に血液が流れます！

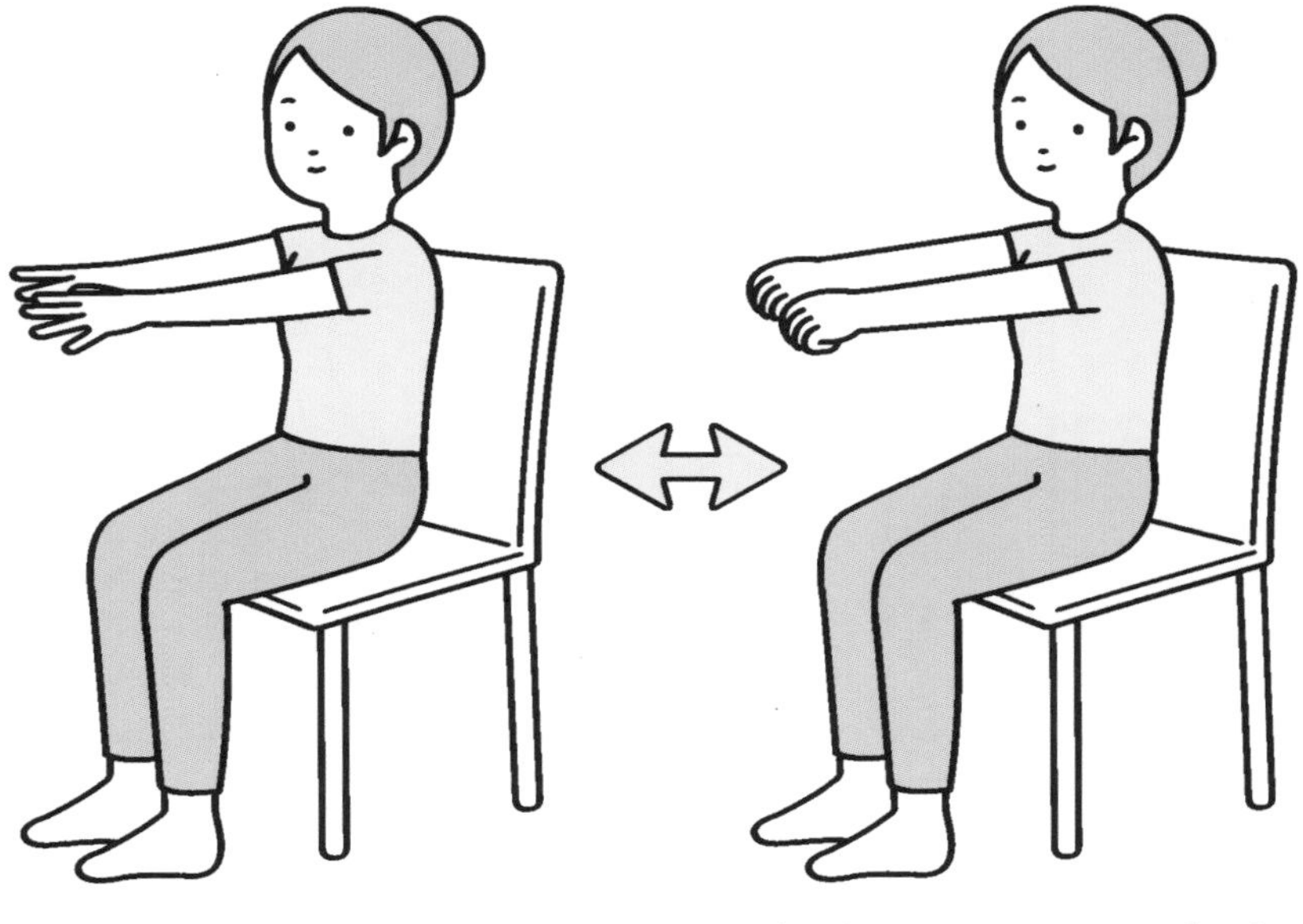

腕をまっすぐ前にのばして床と平行にして、グーパーをおこなってください。

急ぐ必要はありません。スピードよりも強く握ることが重要です。

この症状に効く! **全身疲労**

症状別の1分体操 10

滝のポーズ

ヨガのポーズをヒントに考えた体操です。この滝のポーズをとることで、下半身に溜まっていた血液をすみやかに心臓に戻し、体中の血流を改善することで疲労が改善されます。

【やり方】

壁の近くであお向けになり、両脚を上げて壁につけ、直角の姿勢になります。この姿勢を1分間キープしましょう。そのとき、両腕は力を抜いて自然な位置におき、バランスをとります。

アドバイス

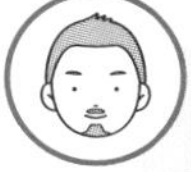

脚をまっすぐのばすのがきつい人は、ひざを軽く曲げておこなってもかまいません。

つま先は天井に向けても、壁に向けてもOKです。

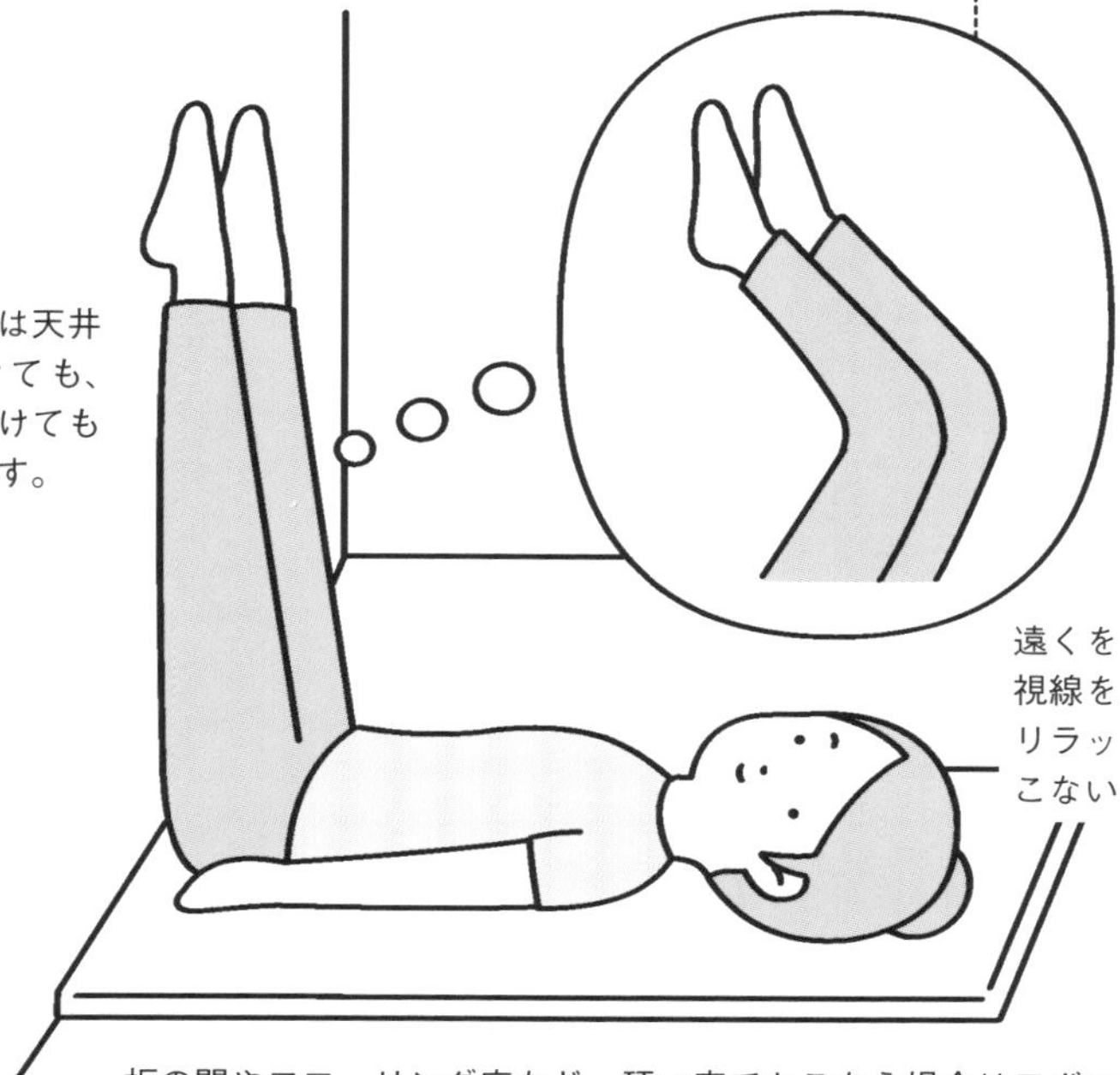

遠くを見るように視線を天井に向け、リラックスしておこないましょう。

板の間やフローリング床など、硬い床でおこなう場合はヨガマットなどをしくことをおすすめします。

この症状に効く! **全身疲労**

症状別の1分体操 11

その場で行進

忙しい日が続くと、睡眠をとっても疲労感やだるさがなかなか抜けない日もありますよね。そんなときは、全身の血のめぐりを改善する体操がいちばんです。といっても、決して難しいことをするわけではありません。「その場で行進」は文字どおり行進のごとく、その場で手足を元気よく振るだけの簡単な体操です。

【やり方】

甲子園の開会式で高校球児たちが見せる、はつらつとした入場行進を、部屋の中でおこなってみましょう。その場に立ったまま、1分間の足踏みをおこないます。

アドバイス

やってみてきついと感じた人は30秒からはじめ、徐々に時間をのばしましょう。

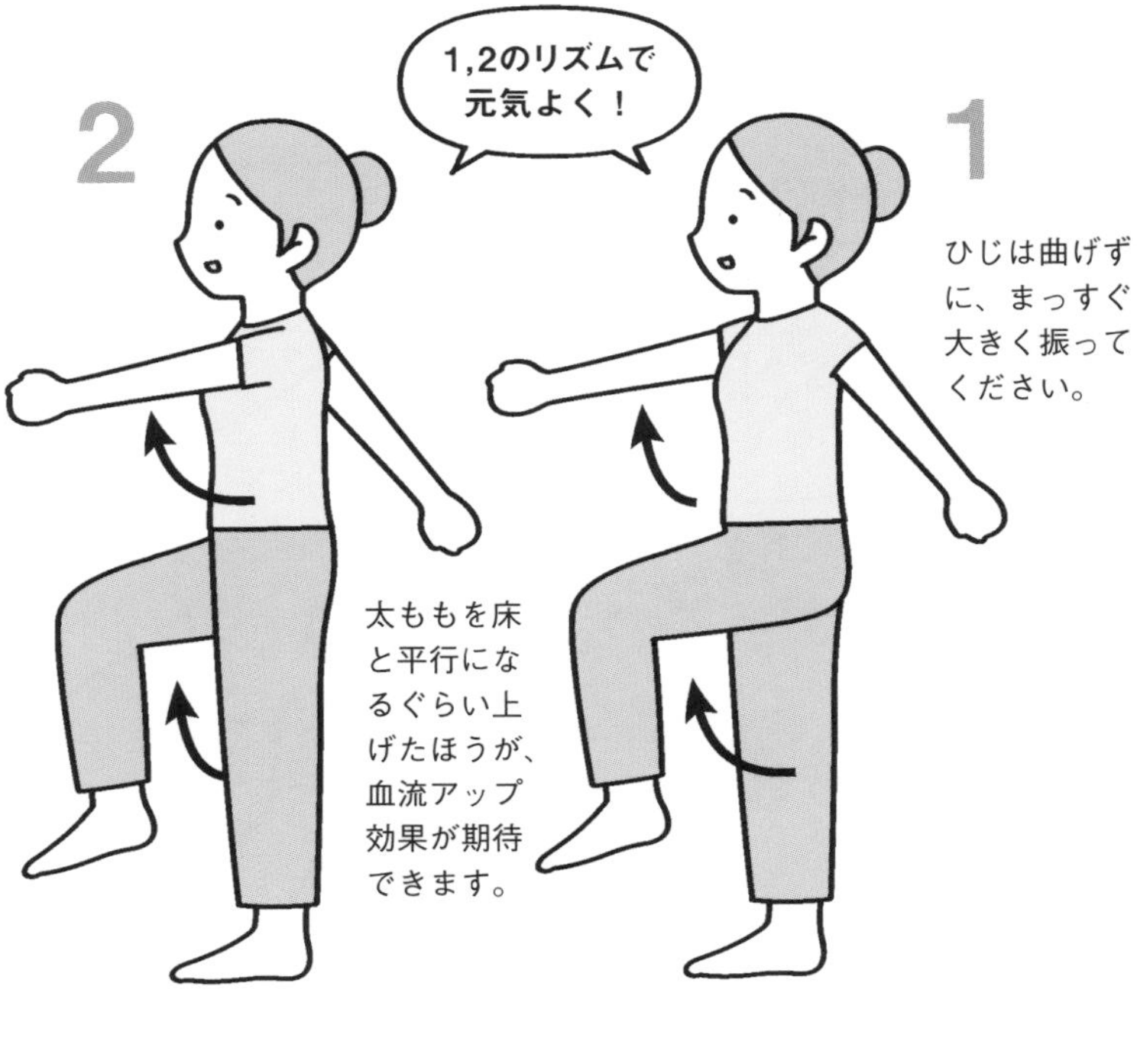
1,2のリズムで元気よく！
2
1
ひじは曲げずに、まっすぐ大きく振ってください。
太ももを床と平行になるぐらい上げたほうが、血流アップ効果が期待できます。

この症状に効く! **頭痛**

症状別の1分体操 12

首のつけ根のマッサージ

首のつけ根のマッサージは、鎖骨から耳の下へとのびる胸《きょう》鎖《さ》乳《にゅう》突《とつ》筋《きん》をほぐします。これによって硬くなった胸鎖乳突筋がゆるみ、首を通る血管への圧迫が改善され、脳への血のめぐりがよくなり頭痛を改善します。また、ここが硬いと肩こりを引き起こすので肩こりの人にもおすすめです。

【やり方】

マッサージをする側とは反対の手で（首の左側であれば右手で）、鎖骨の内側の上の部分をマッサージします。人差し指・中指・薬指を使い、左右に軽くゆすりながら、30秒ほどかけてもみほぐします。片側が終わったら、手をかえて反対側もおこないましょう。

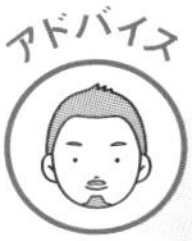

アドバイス

マッサージをする場所は鎖骨の内側の少し上あたりです。

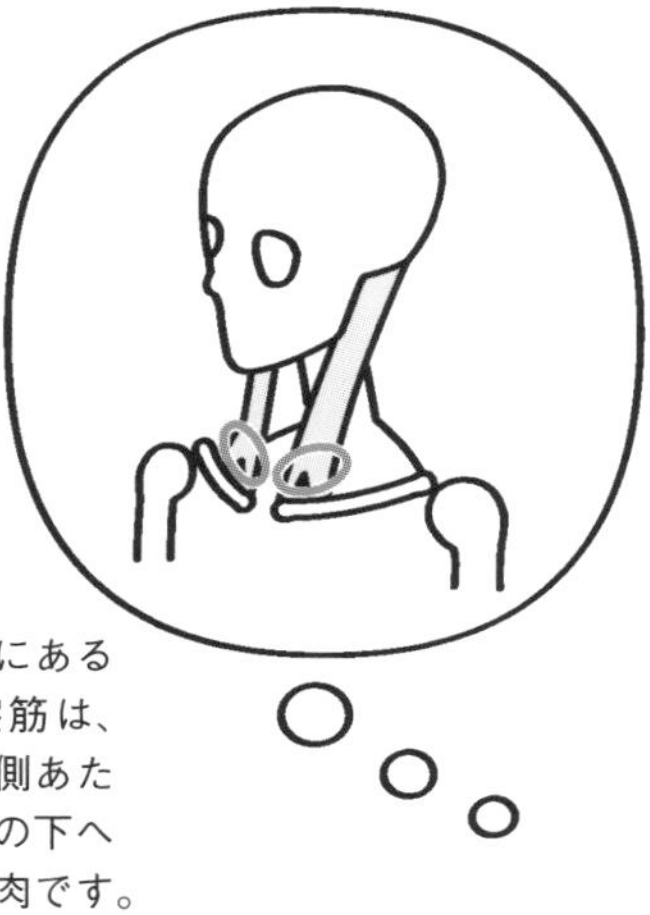

首の両側にある胸鎖乳突筋は、鎖骨の内側あたりから耳の下へのびる筋肉です。丸く囲ったところをもみほぐします。

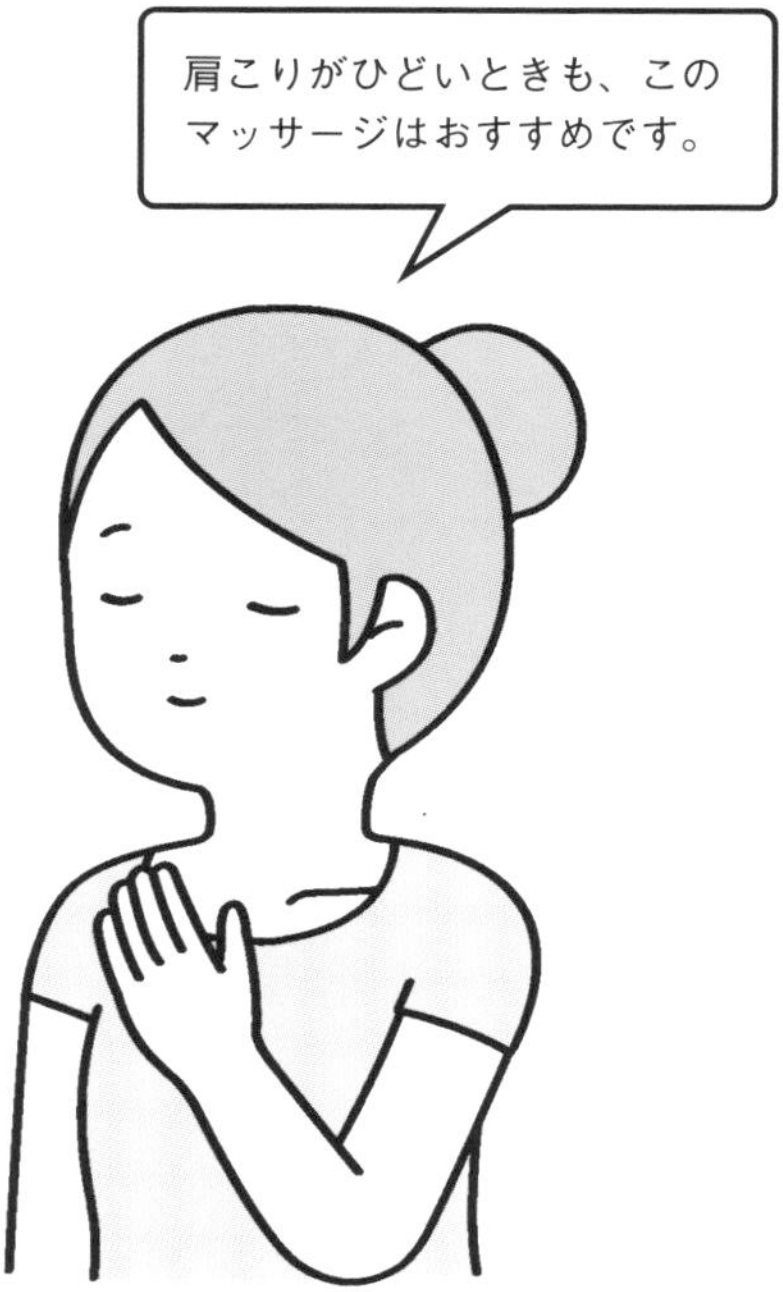
肩こりがひどいときも、このマッサージはおすすめです。

手を軽く左右にゆすりながらもみほぐしていきましょう。

この症状に効く!　**頭痛**

症状別の1分体操 13

首のストレッチ

首から肩、さらに背中までのびる僧帽筋《そうぼうきん》は、硬くなると頭痛だけではなく、肩こりなども引き起こします。ここで紹介する首のストレッチは、とくに首の後ろ側をおおう僧帽筋の上部をのばします。首まわりの筋肉をゆるめ脳への血のめぐりをよくし、頭痛を改善します。

【やり方】

頭の後ろで両手を組み、頭をまっすぐ前に倒し、止めたところで30秒間キープし、それを2回繰り返します。無理に頭を倒す必要はありません。気持ちいいと感じるところで止め、首から背中がのびているのを感じられればOKです。

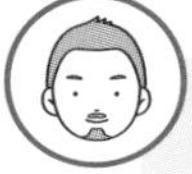

首はデリケートな場所なので力まかせに頭を倒さないようにしましょう。

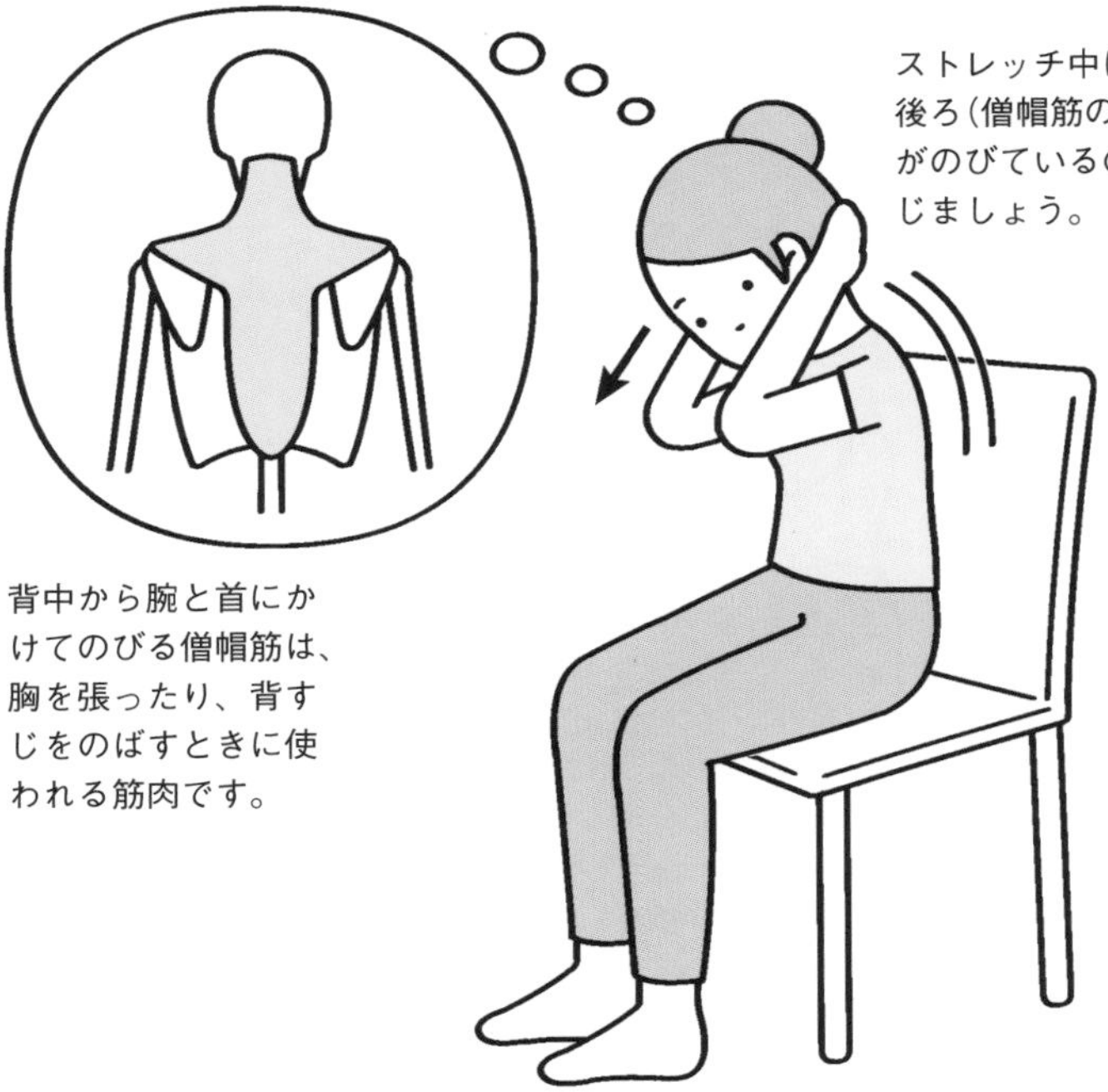

ストレッチ中は首の後ろ(僧帽筋の上部)がのびているのを感じましょう。

背中はまっすぐのばしたままで、首だけを動かすイメージです。

背中から腕と首にかけてのびる僧帽筋は、胸を張ったり、背すじをのばすときに使われる筋肉です。

この症状に効く! **目の疲れ**

症状別の1分体操 14

目のまわりをマッサージ

デスクワークが多い人は、とくに目の疲れを感じやすいと思います。そんなときは、座ったまま、すぐにできる簡単なマッサージをしてみましょう。目のまわりの血管を刺激すると、血流量がアップするので、目の疲れがみるみるラクになります。

【やり方】

両目を閉じて、両手の指先で両目のまわりをマッサージします。ポイントは目のキワではなく、目のまわりの骨の上をやさしくマッサージすることです。ゆっくり円を描くように1分かけて1周します。

アドバイス

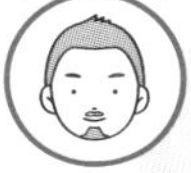

仕事中など、目が疲れたなと感じたときにおこなってください。

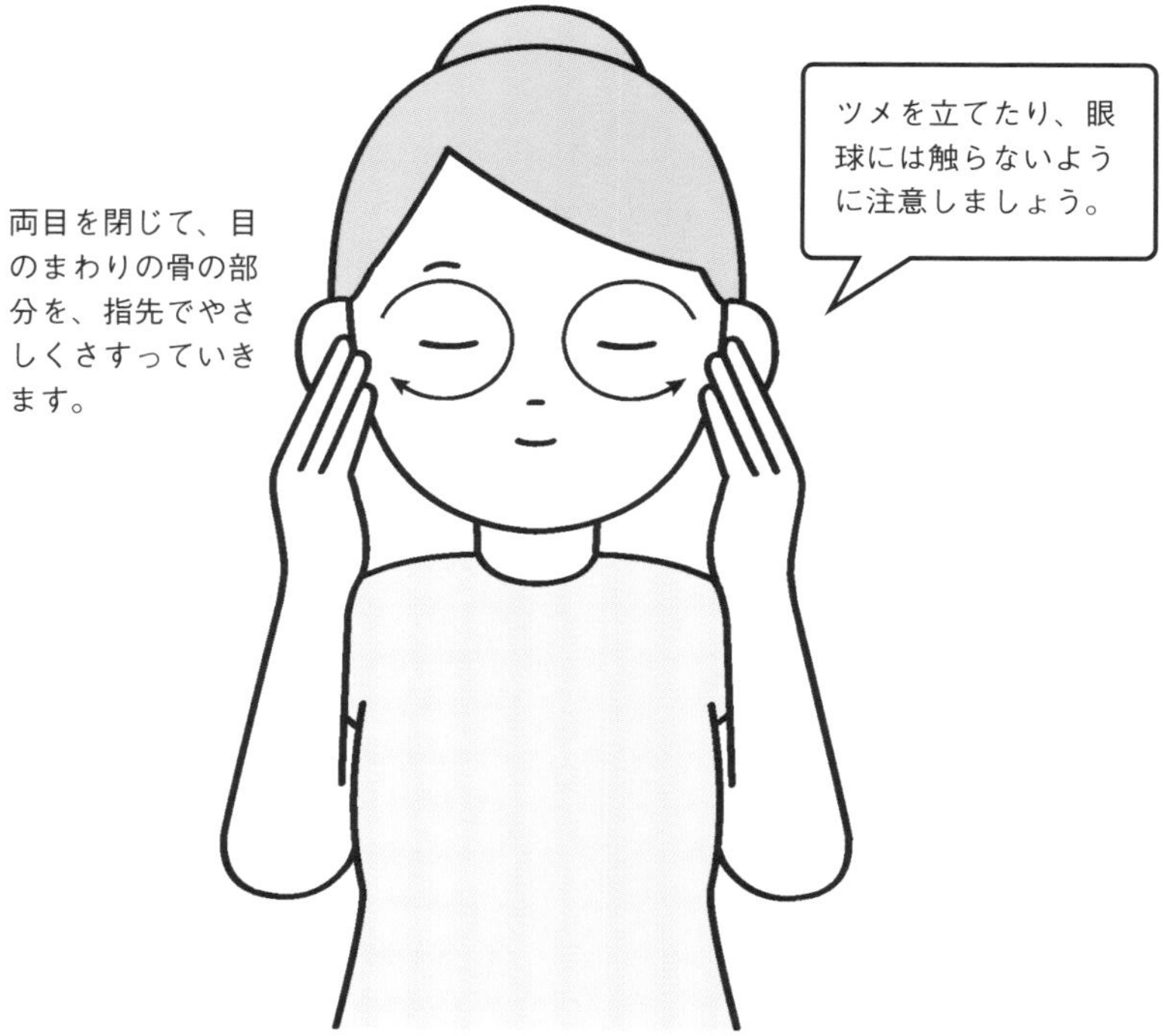
両目を閉じて、目のまわりの骨の部分を、指先でやさしくさすっていきます。
ツメを立てたり、眼球には触らないように注意しましょう。

この症状に効く! **生理痛**

症状別の1分体操 15

気《き》海《かい》刺《し》激《げき》法《ほう》

おへその近くにある気海というツボは、押すことで全身に気がしっかり流れるといわれています。生理痛以外に疲労などにも効きますが、子宮の近くにあるツボなので、とくに生理痛への効果が高いといわれています。

【やり方】

気海のツボは、おへそから指2本分（人差し指と中指）下にあります。そこに両手の親指を当てて、「5秒押して離す」を1分間繰り返しましょう。

アドバイス

気海は名前のとおり、「気が海のようにたくさん満ちた場所」といわれています。ここを押して気を全身にめぐらせましょう。

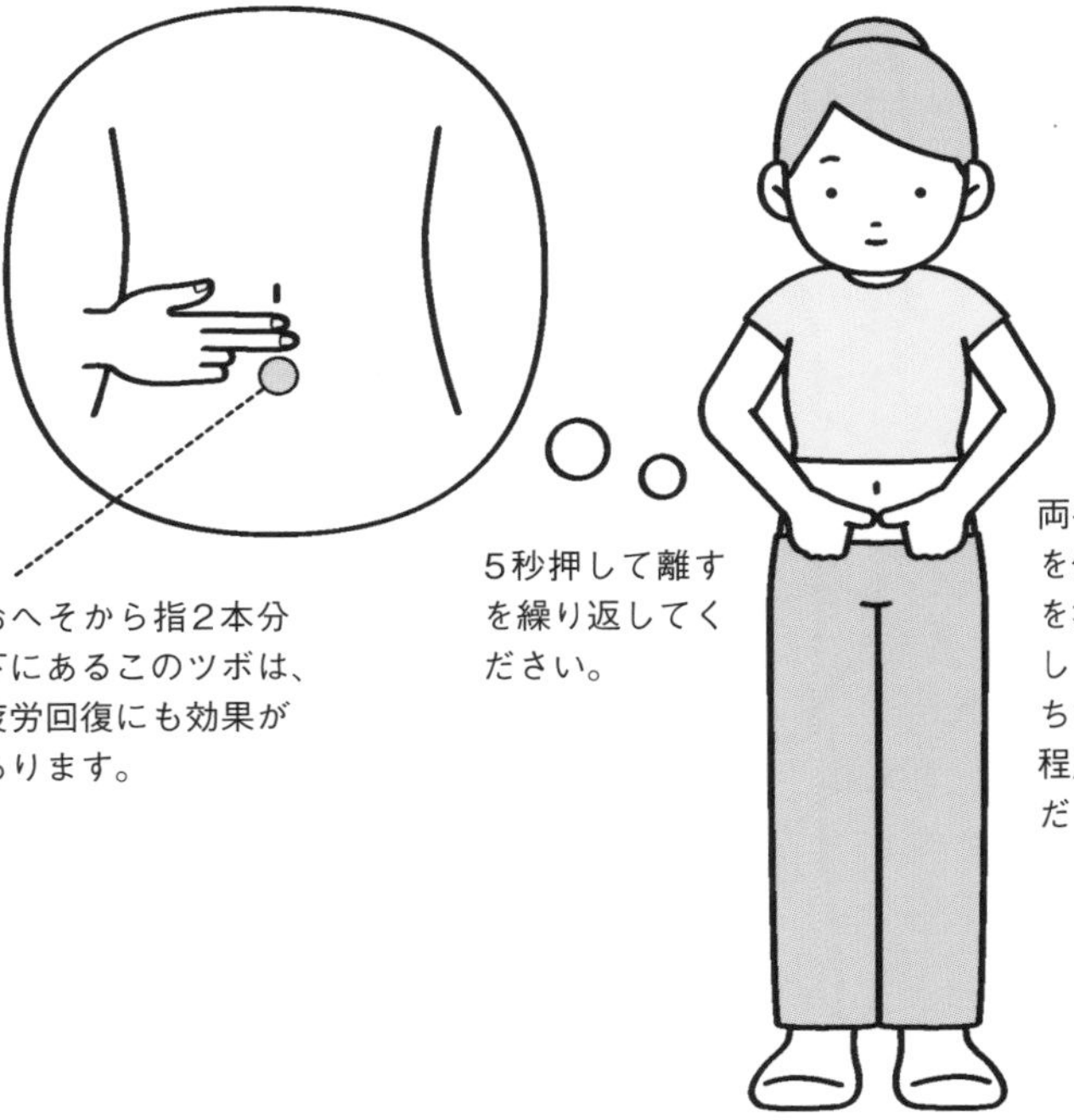
おへそから指2本分下にあるこのツボは、疲労回復にも効果があります。
5秒押して離すを繰り返してください。
両手の親指の腹を使って、ツボを押していきましょう。痛気持ちいいと感じる程度で押してください。

この症状に効く！ **便秘**

症状別の1分体操 16

小腸マッサージ

便秘で悩んでいる人は、小腸まわりの血流が滞っている人が多いので、小腸のまわりに刺激を与えるマッサージで血流を改善しましょう。小腸のまわりの血流がよくなることで便が出やすくなります。

【やり方】

布団の上であお向けになり、イラストのように両手を小腸のあるおへその右上あたりにおきます。そして、親指を除く8本の指で右上から左上、左上から左下、左下から右下、右下から右上へと1分かけて1周し、ロの字を描くように小腸のまわりをマッサージします。

アドバイス

小腸のかたちにそって手を動かしていくイメージです。

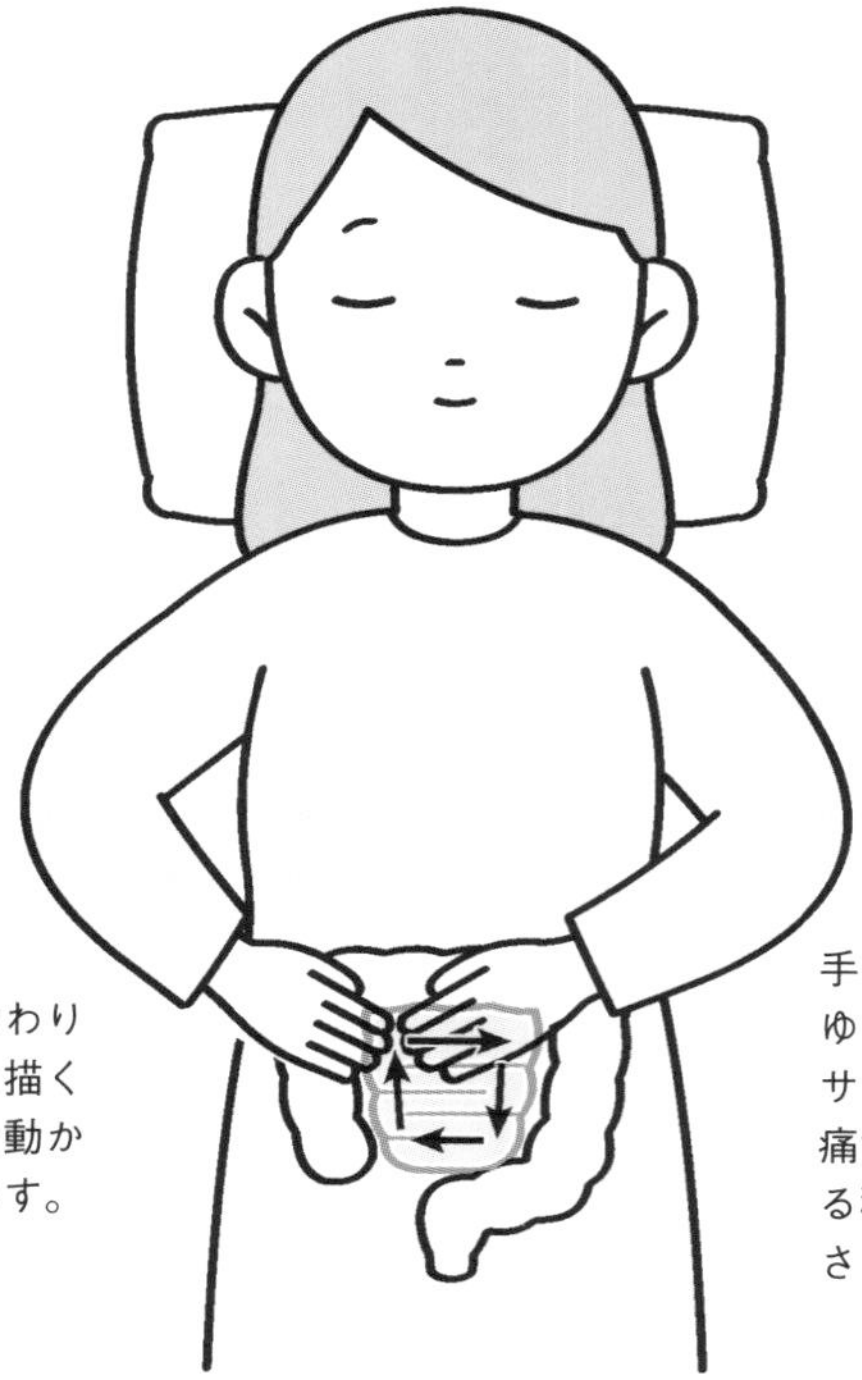

おへそのまわりに口の字を描くように手を動かしていきます。
手を小刻みに左右へゆらしながら、マッサージしていきます。痛気持ちいいと感じる程度で押してください。

この症状に効く!　**便秘**

症状別の1分体操 17

大腸マッサージ

大腸マッサージも、大腸のまわりに刺激を与えて血流をよくすることで便秘を改善していきます。大腸は小腸の外側にあるので、小腸マッサージよりも少し外側をマッサージしていきます。

【やり方】

布団の上であお向けになり、イラストのように両手を大腸のあるおへその右下あたりにおきます。そして、親指を除く8本の指で右下から右上、右上から左上、左上から左下へと、1分かけてコの字を描くように大腸のまわりをマッサージします。

アドバイス

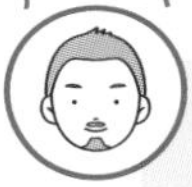

大腸のかたちにそって手を動かしていくイメージです。

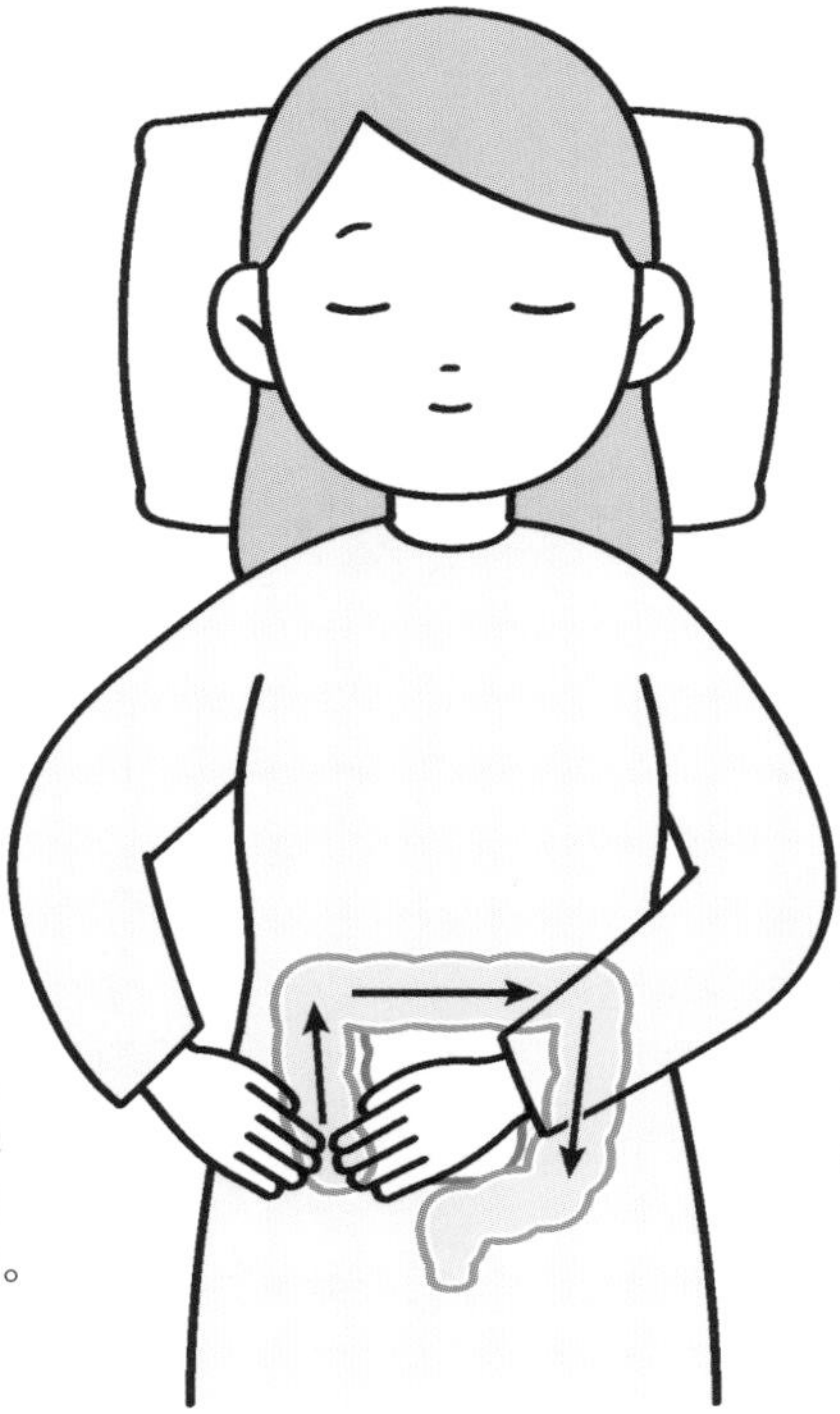

おへそを中心にして、大きなコの字を描くように手を動かしていきます。

手を小刻みに左右へゆらしながら、マッサージしていきます。痛気持ちいいと感じる程度で押してください。

いつでも手軽にできる！

血流改善1分ツボ押し

ツボ押しは第1章で説明した東洋医学の「気」の考えにもとづくもので、その手軽さもあって昨今、人気の高い治療法になっています。そのしくみは、気の流れるルート（経絡《けいらく》）上にあるツボ（経穴《けいけつ》）を手で刺激し、気の流れを正常に整えていくものです。先の「症状別の1分体操」の中で取りあげた八風刺激法（p67）や指間刺激法（p68）、気海刺激法（p75）もツボ押しの1つです。ここでは、数百とあるツボの中から全身の血流改善に効果が高いツボを5つご用意しました。

　これから紹介する血海・三陰交・太衝・百会・合谷は、いずれも1分間押すだけで血流改善の効果があります。これらは立っておこなうと姿勢が安定しないので、椅子に座ってツボを探して押してみましょう。そして、最初は5つのツボをすべて試してみてください。その中にあなたが気持ちいいと感じるツボがきっとあるはずです。そのツボを見つけたら3週間、3ヶ月と続けてみてください。そうすれば全身の血流がよくなり悩んでいた不調がラクになるでしょう。

① 血海《けっかい》
② 三陰交《さんいんこう》
③ 太衝《たいしょう》
④ 百会《ひゃくえ》
⑤ 合谷《ごうこく》

効能はこれ!　**血流・生理痛**

血流改善
1分ツボ押し
1

血海《けっかい》

血海は、血流改善を目的とした施術をおこなうときに、私もよく使っているメジャーなツボです。名前のとおり「血の海」をあらわし、血が足りていない人や、血が滞っている人への施術に役立てています。効能としては、血流改善のほか、月経不順や生理痛の改善などがあげられます。

【やり方】

血海はひざのお皿の内側の角から指３本分上の位置にあります。そのツボに対して、「5秒間押して離す」を30秒間繰り返し、反対の脚も同様におこないましょう。

血海はお皿の内側の角から指３本分（人差し指・中指・薬指）ほど上の位置にあります。

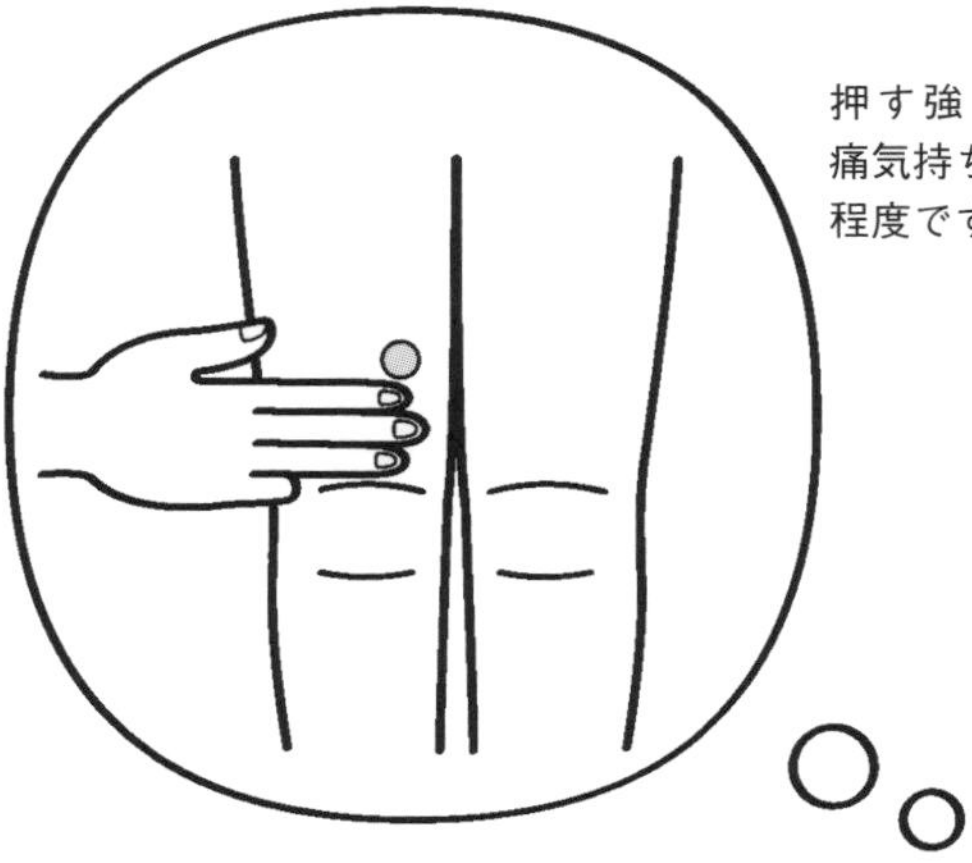

押す強さは、痛気持ちいい程度です。

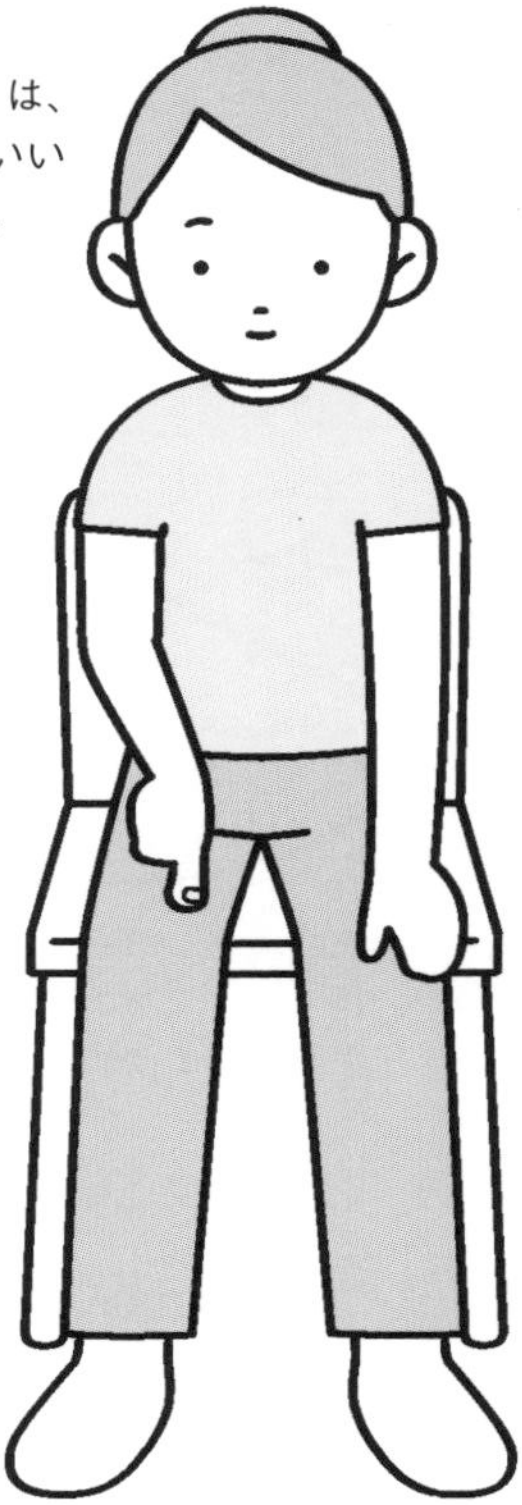

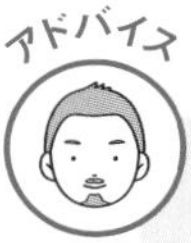

親指の腹の部分で押してください。片方の脚が終わったら、反対側も同様におこないましょう。片脚ずつ丁寧に押すことで効果が得られるので、両脚を同時に押すのはやめましょう。

効能はこれ! **血流・生理痛・冷え症**

血流改善
1分ツボ押し
2

三陰交《さんいんこう》

三陰交は、3つの経絡(気の流れる道)が交わるという意味のツボで、一度にたくさんの効果が期待できます。いちばんの効能は血流を改善し、副交感神経を優位にしてくれることで、疲れた体を癒やし、体力を増進させます。また、生理痛や冷えなどにも効果があります。

【やり方】

ツボの場所は、内くるぶしから親指を除く指4本分上にあります。骨のキワにあるので、骨に向かって押すようにするのがコツです。親指の腹で「5秒間押して離す」を30秒間繰り返し、反対の脚も同様におこないましょう。

アドバイス

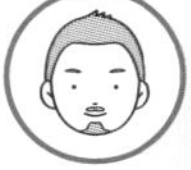

このツボは婦人科系の不調、筋肉や神経の不調、消化器系の不調などさまざまな不調に効く万能ツボで、血虚体質にも効果があります。また、片脚ずつ丁寧に押すことで効果が得られるので、両脚を同時に押すのはやめましょう。

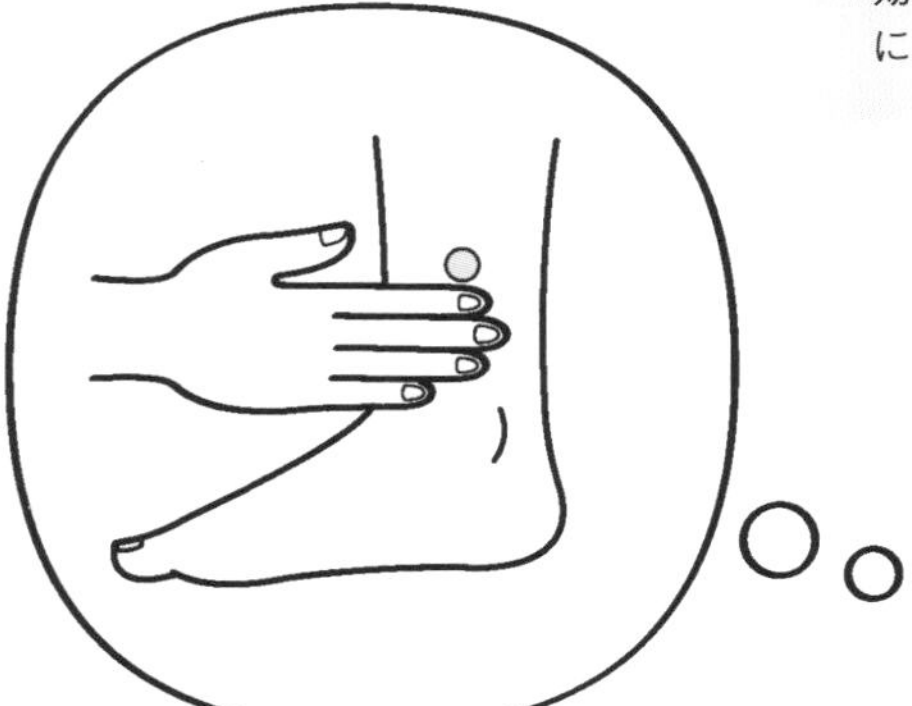

内くるぶしから指4本分上がツボの位置です。

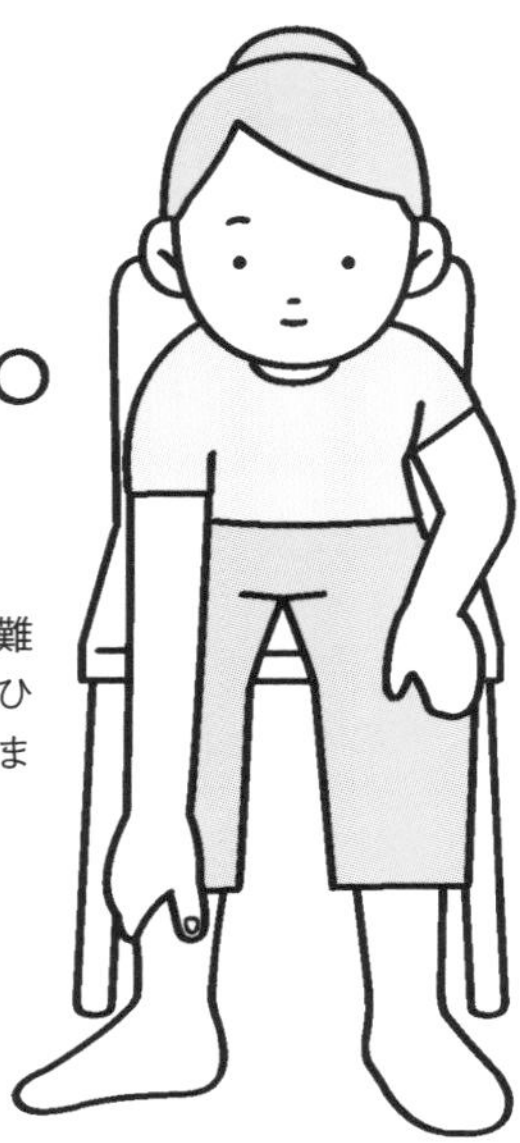

親指で押すのが難しければ、手のひらで押してもかまいません。

骨に向かって押していくようなイメージです。痛気持ちいいと感じる程度で押してください。

効能はこれ!　**血流・頭痛・不眠**

血流改善
1分ツボ押し
3

太衝《たいしょう》

太衝は「気血の流れの重要なところ」という意味のツボです。その太衝には頭にのぼった血を下へおろす効果もあり、頭をすっきりさせ、気持ちを落ち着かせる効能があります。

【やり方】

ツボの場所は、足の親指と人差し指のつけ根にある骨ぞいに指を当てて足首方向へ進んでいって止まった場所です。「5秒間押して離す」を30秒間繰り返し、反対の足も同様におこないましょう。

アドバイス

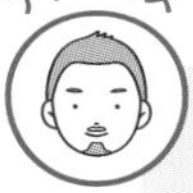

このツボはストレスの解消や頭痛、めまい、目の疲れ、不眠などに効果があります。また、片足ずつ丁寧に押すことで効果が得られるので、両足を同時に押すのはやめましょう。

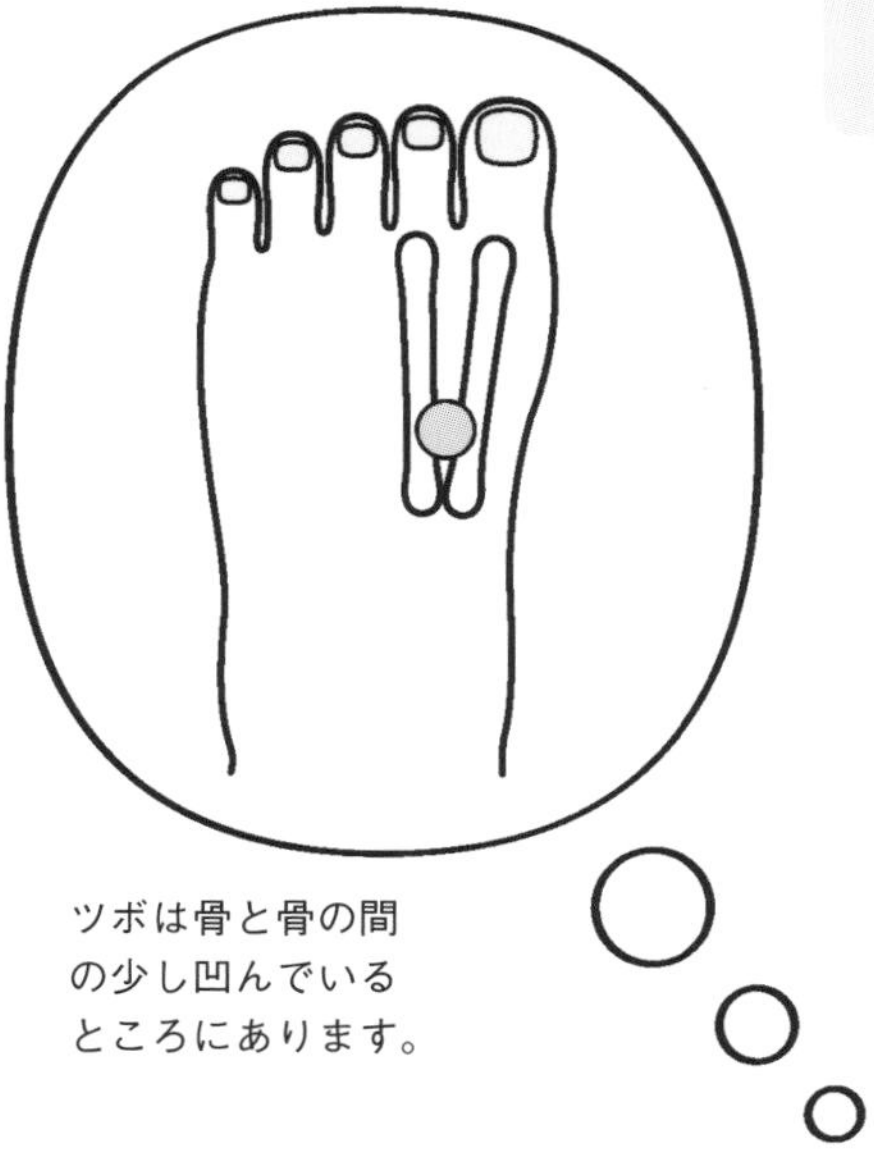

ツボは骨と骨の間の少し凹んでいるところにあります。

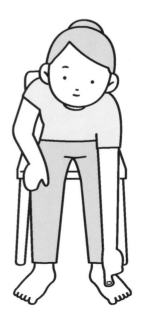

太衝のツボを押すときは、まずツボの位置に親指の腹を当てて、痛気持ちいいと感じる程度で押してください。

効能はこれ! **血流・ストレス**

血流改善 1分ツボ押し 4

百会《ひゃくえ》

百会は名前のとおり「百の経絡が出会う」という意味をもち、多くの経絡が集まる重要なツボの1つです。場所は頭頂部にあり、ここを押せば頭部の血流だけではなく、全身の血流も改善してくれます。

【やり方】

ツボの場所は、左右の耳のてっぺんから、まっすぐ上がった頭頂部の少し凹んでいるところです。「5秒間押して離す」を1分間繰り返しましょう。

アドバイス

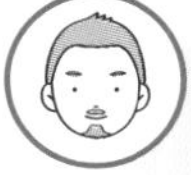

ストレスを感じたときに百会を押せば、自律神経が整い、ストレス軽減の効果が期待できます。

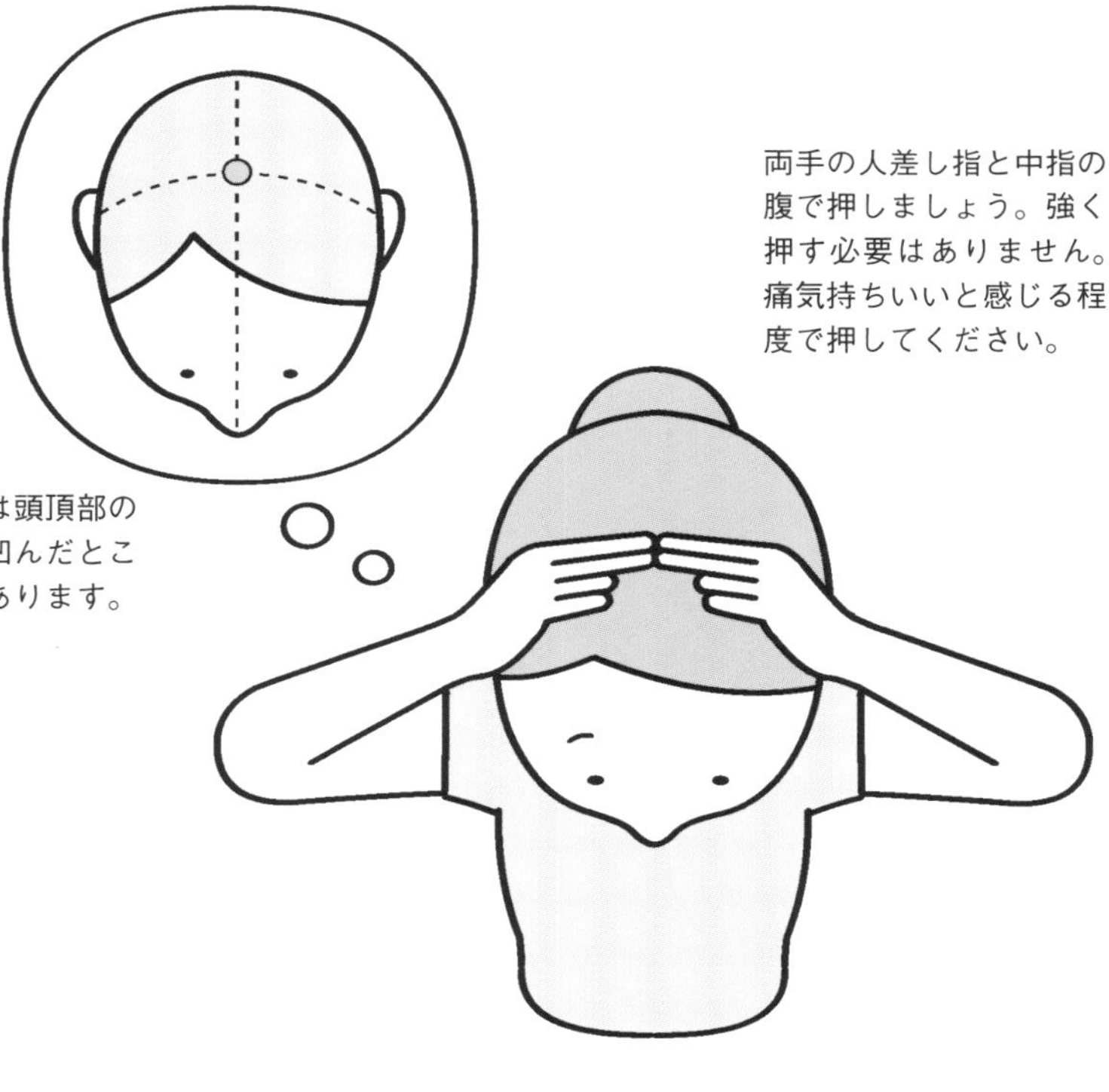

両手の人差し指と中指の腹で押しましょう。強く押す必要はありません。痛気持ちいいと感じる程度で押してください。

百会は頭頂部の少し凹んだところにあります。

効能はこれ! **血流・眼精疲労**

血流改善
1分ツボ押し
5

合谷《ごうこく》

全身には数多くのツボがありますが、中でも合谷は「万能のツボ」といわれています。ツボの中で、もっとも脳の血流を改善する効果が高いとされ、そのほか眼精疲労や肩こりにも効果があるといわれています。

【やり方】

ツボの位置は、親指と人差し指の骨が交わる場所で、くぼみの部分です。親指の腹で「5秒間押して離す」を30秒間繰り返し、反対の手も同様におこないましょう。

アドバイス

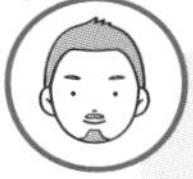

合谷を押すと、頭痛や歯痛を改善する効果も期待できます。

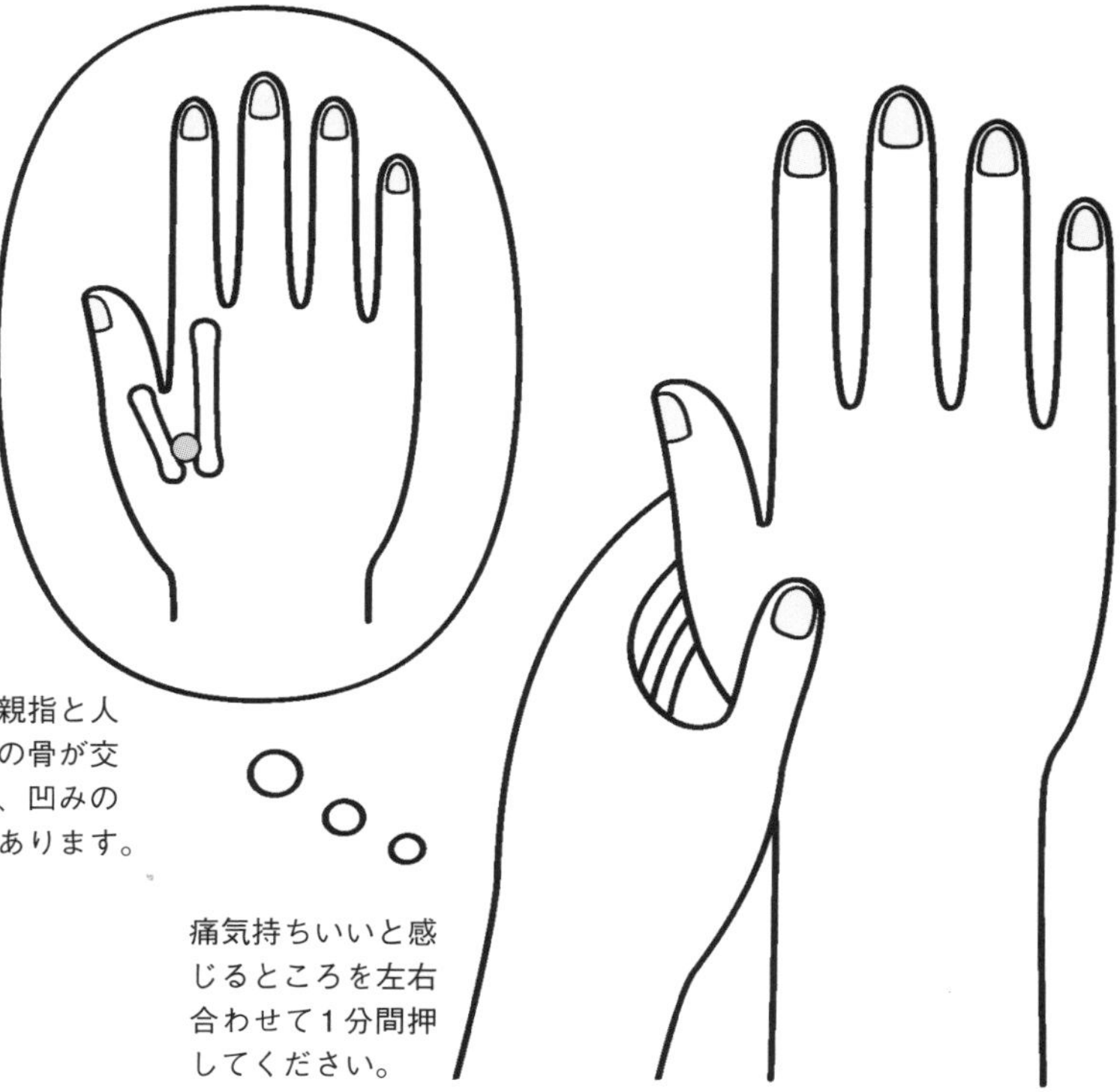

合谷は親指と人差し指の骨が交わった、凹みの部分にあります。

痛気持ちいいと感じるところを左右合わせて1分間押してください。

番外編

腎臓の血流改善！ 1分マッサージ&体操

私たちの体には、さまざまな臓器がありますよね。その中で「血流と関係が深い臓器はどれ？」と聞かれれば、皆さんはまず心臓や脳を思い浮かべることでしょう。

それは当然のことですが、もう1つ血流にかかわる重要な臓器があります。それが腎臓です。腎臓はそら豆のような形をした握りこぶし大の臓器で、場所は背中寄りの背骨とわき腹の中間にあります。腰が痛いときにトントン叩くあたりとイメージしてもよいでしょう。主な働きは体内で生まれた老廃物を運んできた血液をろ過して尿をつくり、それを膀胱《ぼうこう》へ届けて体外への排出をうながすことです。

ここでは、そんな腎臓まわりの筋肉をゆるめて血流を改善する、とっておきの1分マッサージと体操を3つ紹介します。

① こぶしで腎臓もみ
② 大腰筋《だいようきん》マッサージ
③ ひざ抱え体操

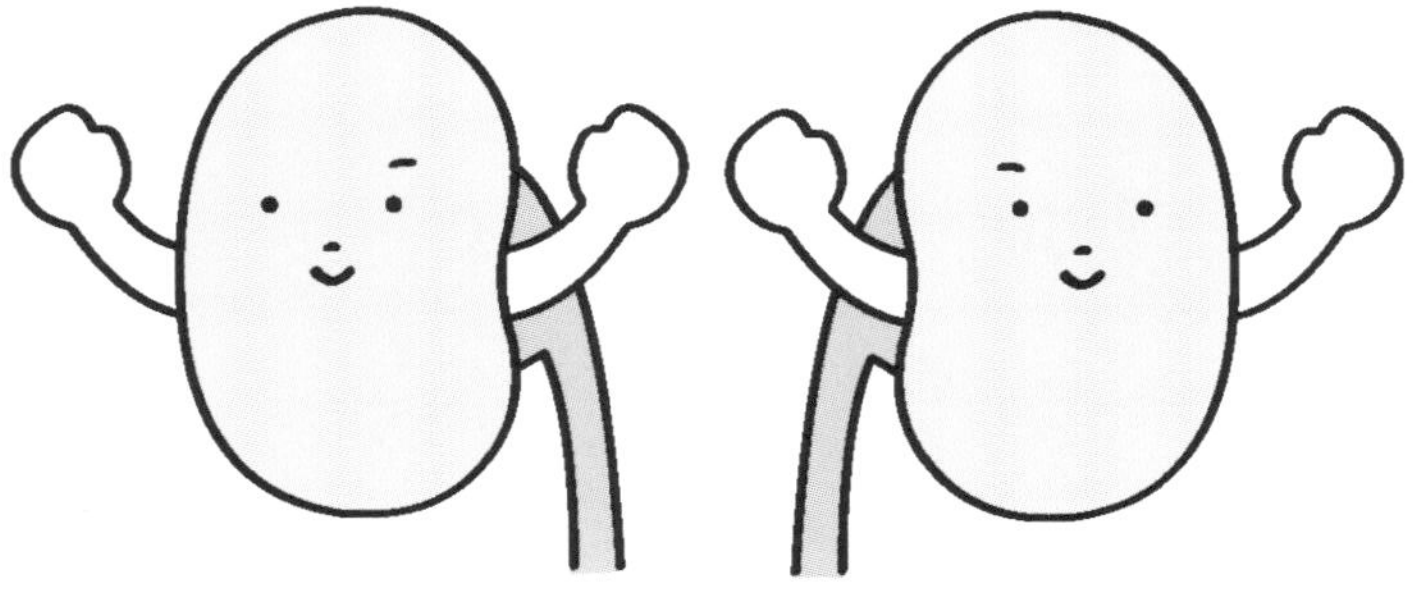

改善するのはココ! 腎臓

腎臓の血流改善!
1分マッサージ&体操
1

こぶしで腎臓もみ

血流にとって腎臓はとても重要な臓器です。血液中の老廃物をろ過して尿として排出。そのほか血圧を調整したり、赤血球をつくる働きを助けてくれます。そこで、腎臓のまわりの筋肉をゆるめて、腎臓を動きやすくすることで腎機能を回復させ、血流アップにつなげていきます。

【やり方】

両足を肩幅程度に開き、両手でグーをつくり、おへその高さでわき腹に当てます。そして、こぶしを軽く上下にゆらしながら、少しずつ背中のほうへずらしていきます。そのまま背中で両手がつくまで、1分かけてマッサージします。

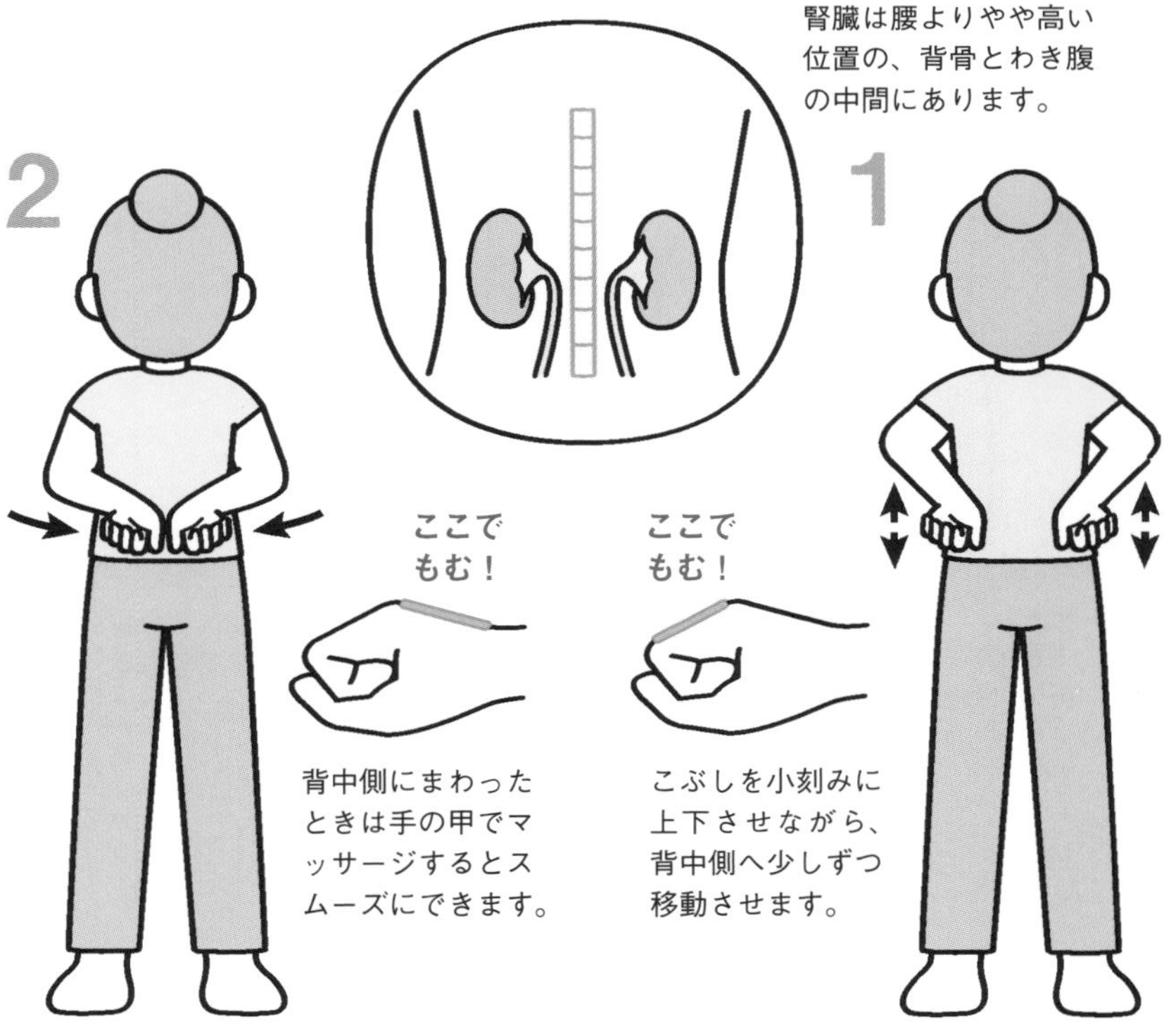
腎臓は腰よりやや高い位置の、背骨とわき腹の中間にあります。
1
ここでもむ!
こぶしを小刻みに上下させながら、背中側へ少しずつ移動させます。
2
ここでもむ!
背中側にまわったときは手の甲でマッサージするとスムーズにできます。

改善するのはココ!　**腎臓**

腎臓の血流改善!
1分マッサージ&体操
2

大腰筋《だいようきん》マッサージ

大腰筋は、背骨から脚のつけ根にかけて左右にのびる筋肉で、腎臓と近い場所にあります。この筋肉が硬くなっていると腎臓が圧迫され、負担がかかり、腎臓の働きが低下します。そこでマッサージをすることで大腰筋をゆるめて、腎臓がしっかり働くようにしてあげます。

【やり方】

布団の上であお向けになり、片方のひざを立てます。そして、立てた側の脚のつけ根にある大腰筋を、両手の親指で押していきます。「5秒間押して離す」を30秒間繰り返し、もう片方の脚も同様にマッサージしましょう。

アドバイス

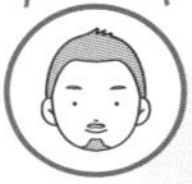

強く押す必要はありません。痛気持ちいいぐらいでOKです！

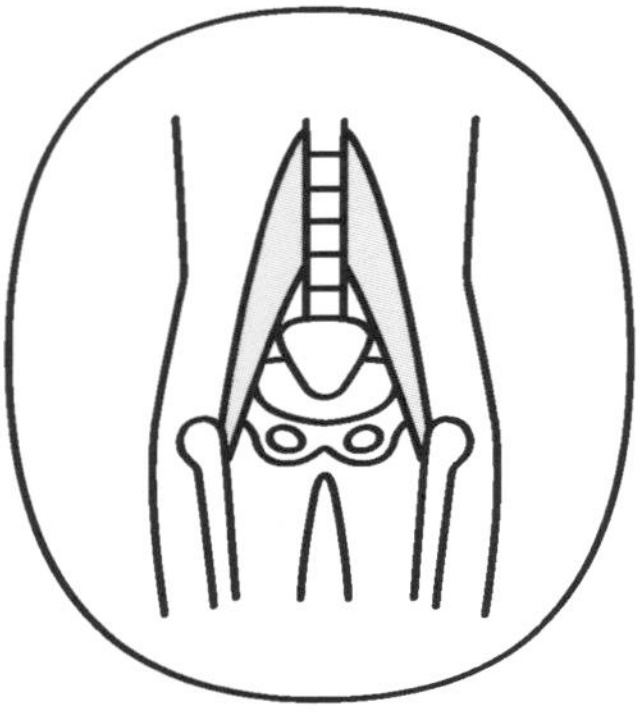

大腰筋は背骨から脚のつけ根にかけてのびる筋肉です。

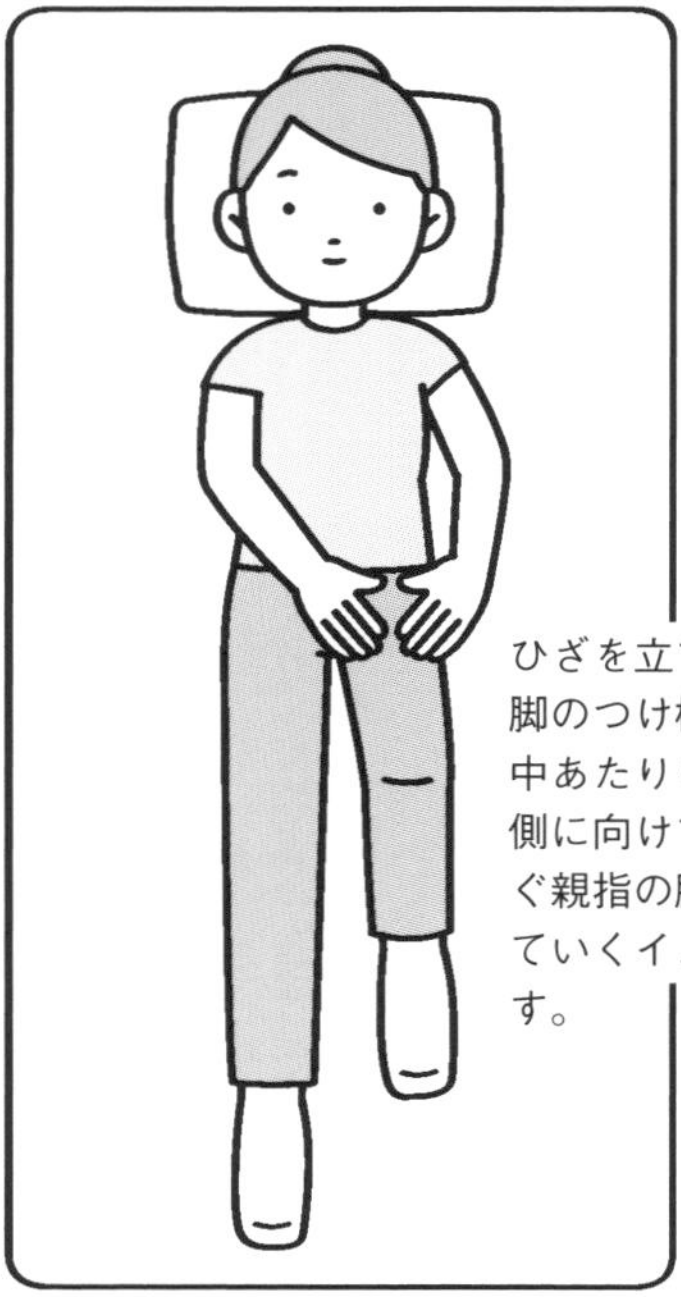

ひざを立てた側の脚のつけ根の真ん中あたりを、背中側に向けてまっすぐ親指の腹で押していくイメージです。

改善するのはココ!　**腎臓**

腎臓の血流改善!
1分マッサージ&体操
3

ひざ抱え体操

大腰筋をのばしたいときは、簡易的なストレッチである「ひざ抱え体操」をおこないます。ひざを抱えたときに大腰筋が収縮し、抱えた脚をのばすときに大腰筋がのびます。このように、脚のつけ根をのび縮みさせることで大腰筋をゆるめて、腎臓の血流を回復させます。

【やり方】

布団の上であお向けになり、両手で両脚のひざを抱えます。その姿勢を30秒間キープしてから、脚をまっすぐのばします。これを2回繰り返してください。

アドバイス

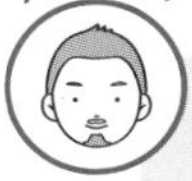

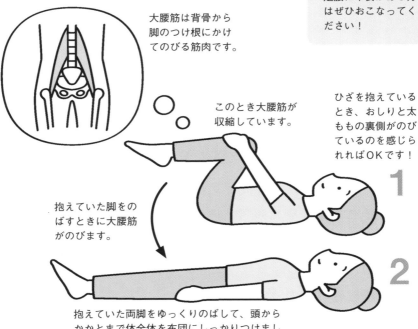

この体操は軽い筋トレ効果もあるので、足腰に不安がある方はぜひおこなってください！

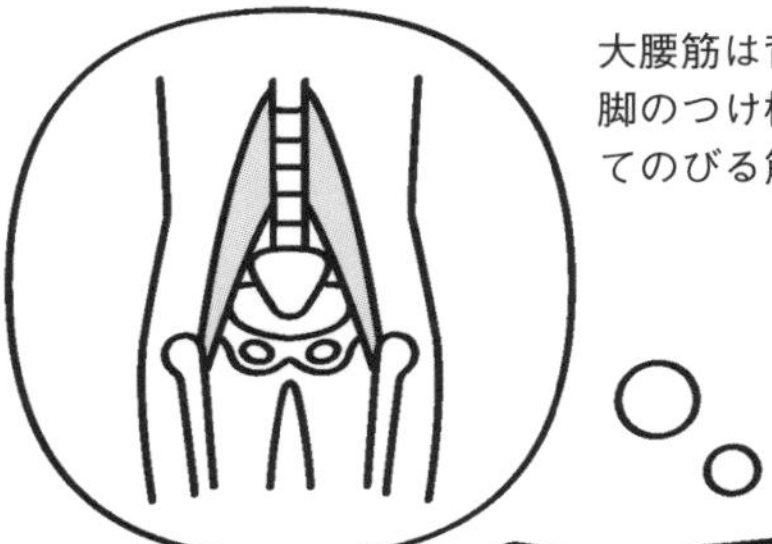

大腰筋は背骨から脚のつけ根にかけてのびる筋肉です。

このとき大腰筋が収縮しています。

ひざを抱えているとき、おしりと太ももの裏側がのびているのを感じられればOKです！

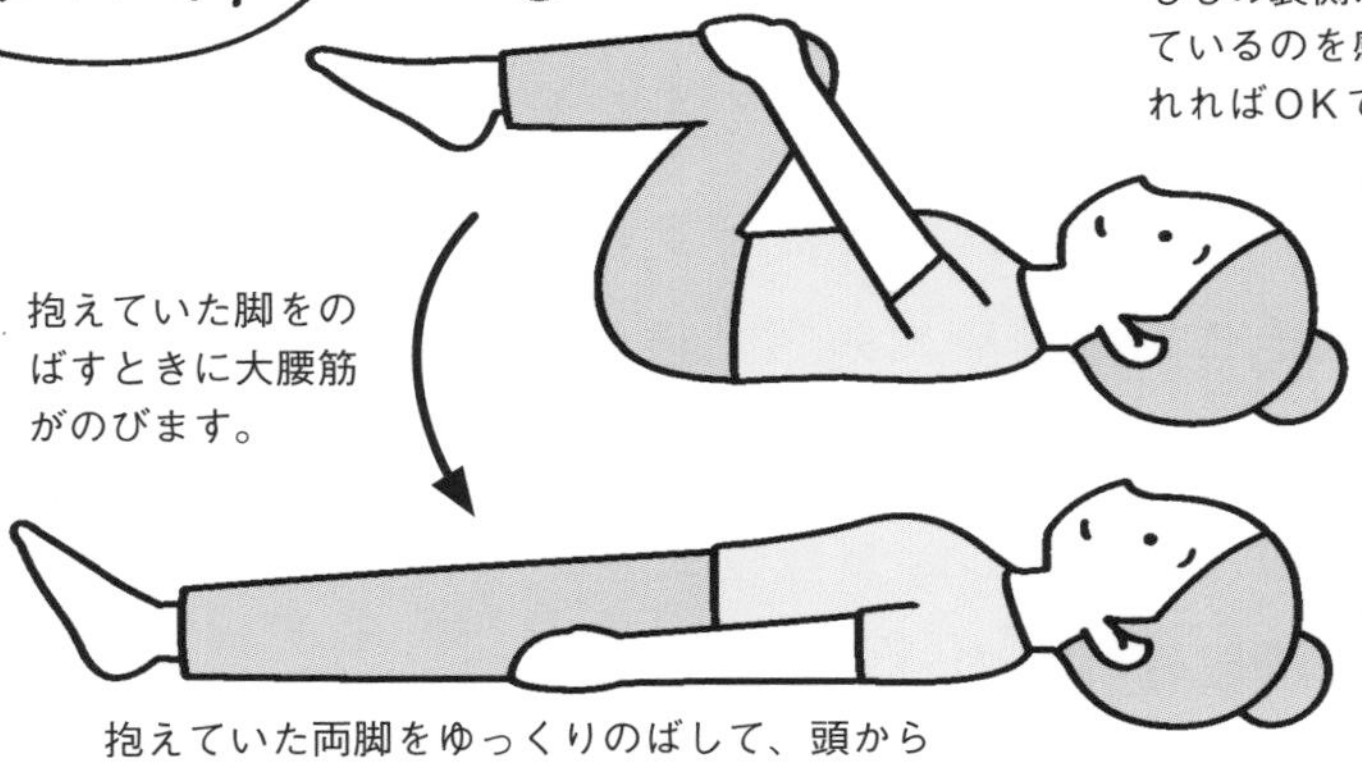

1

抱えていた脚をのばすときに大腰筋がのびます。

2

抱えていた両脚をゆっくりのばして、頭からかかとまで体全体を布団にしっかりつけましょう。これを2回繰り返します。

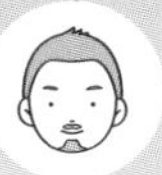

血流で改善! 50代の女性の場合

何をしても解消できなかった腰痛を腎臓へのアプローチで改善!

さまざまな病院に通ったけれど慢性的な腰痛が治らず、何とかしてほしいと私のところにきた50代の女性がいました。そのとき、腰まわりの筋肉が張っていることが原因と考え筋肉の治療（マッサージ）からスタートし、続いて骨盤の矯正と姿勢の矯正をおこなえば痛みは解消するはずでした。ところが、症状はいっこうに改善されません。腰痛の原因が筋肉でも骨盤でもない！　そんなとき、私は腎臓を疑います。なぜなら腰と腎臓はとても近い位置にあるからです。そこで、腎臓に対して直接刺激を加える手技と、腎臓に効くツボを使った治療に変更。すると腎臓まわりの血流が改善し、長年悩まされていた腰痛からすっかり解放されたのです。

第3章

血流力をアップする生活のコツ

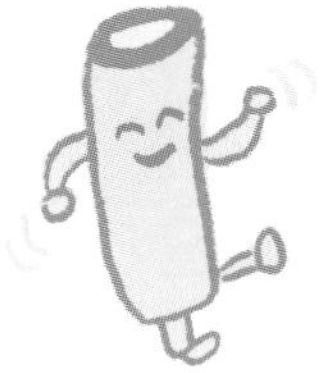

姿勢を意識するだけでも血流力は高められる

血流力を低下させる姿勢とは？

物事に一心に取り組む力を「集中力」といいますが、本書では**スムーズでよどみなく血液を流す力のことを「血流力」**とよび、この章ではその血流力を高める日常生活のポイントをご紹介したいと思います。

まずは姿勢です。最近はスマートフォンを見たり、パソコンをさわる機会が増えたと思いますが、そんなとき猫背になっていませんか？　**私から見ると9割の人が猫背。**まさに現代病といっていいと思います。首を曲げて画面をじっと見るような姿勢をとり続けていると、間違いなく猫背になり肩や首にこりや痛みを発症します。

それでは、猫背の何がいけないのでしょうか？

第一に猫背になると、頭が前に出てしまいます。背すじがのびた姿勢であれば、頭の重さを背骨が支えてくれますが、**猫背になり頭が前に出てしまうと、首や肩の筋肉で頭の重さを支えなくてはなりません**。そうなると肩や首の筋肉が収縮して硬くなり、脳につながる首の血管が圧迫されます。すると脳への血流力も大きく低下するのです。

また、猫背の人が前傾姿勢をとると体より肩が前に出てしまいますよね。これでは上腕の血管も圧迫されてしまい血流力がさらに弱くなります。さらに胸も圧迫されて開かなくなるので、息をしっかりと吸うことができず呼吸も浅くなり、お腹も圧迫されるので内臓の機能も低下します。

生活の中で「目線を上げる」を意識する

日常生活の中で、第一に心がけてほしいことが正しい姿勢です。背すじをのばした姿勢をとるだけで、首や肩のこりが改善し、脳への血流力もアップするのです。そうすれば、いまいましい頭痛がおさまり、深い呼吸が戻ってくるので、さらなる血流力アップが期待できます。そこで、猫背を改善する簡単な方法をお伝えしましょう。

それは**生活の中で「目線を上げる」を意識すること**です。

私たちは、ふだん無意識に生活していると目線が下がりがちになります。皆さんも、歩いているときは目線が下向きになっていることが多いですよね。

そんなとき、「目線を上げること」を意識し、まっすぐ前を見て歩くのです。

食事のときも、スマートフォンを見るときも、「目線を上げる」を意識してください。それだけで姿勢は変わります。

そして、短時間で猫背を改善するための1分体操&ツボ押しがおすすめです。

p62で紹介した**「三方腕のばし」**は、胸から腕にかけての筋肉をのばすことで猫背を改善し、胸と腕まわりの血流力をアップします。また、p63で紹介した**「親指のばし」**は、猫背の原因となっている手首と腕のねじれを正して、猫背を改善してくれるのです。

症状別の1分体操②「三方腕のばし」（p62）をおこない猫背をすっきり改善！

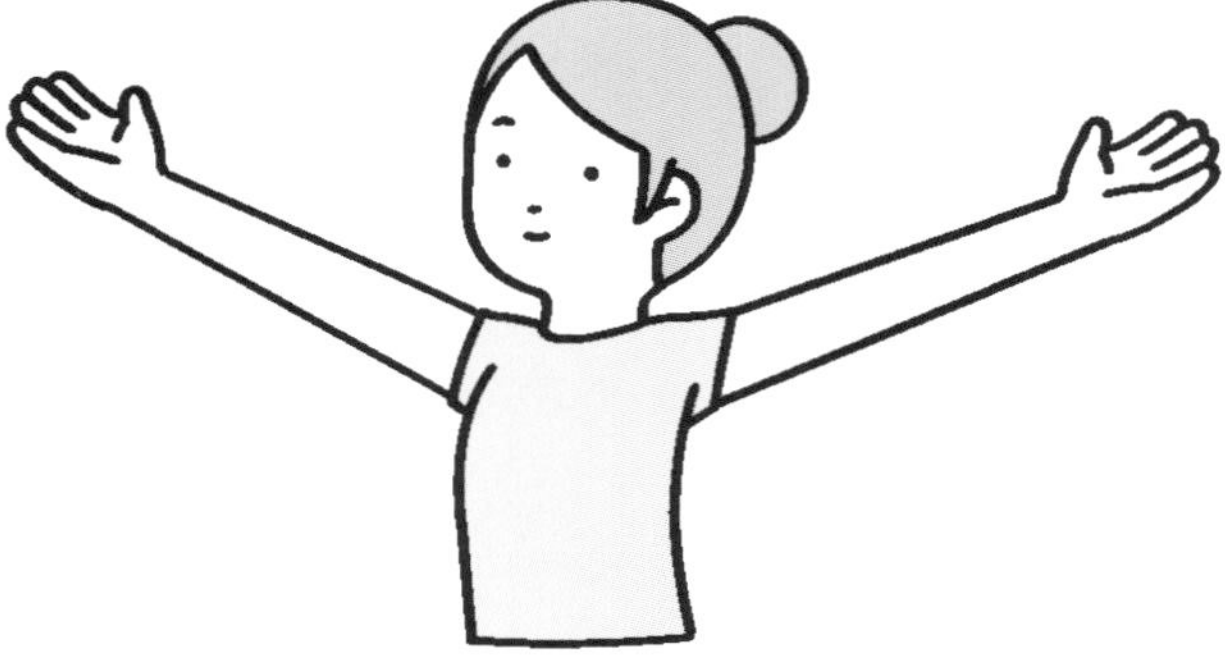

23時までには就寝し7〜8時間睡眠で血流力アップ

「肝《かん》」の時間と「胃《い》」の時間

東洋医学の五臓六腑《ごぞうろっぷ》の考えでは、**午前1時から3時は「肝」の時間**とされています。肝は汚れた血をきれいな血にかえて、全身に送り出すといわれているので、血流のことを考えると午前1時から3時は必ず寝る時間にあてて、体を休ませ肝が十分に働くようにしてほしいと思います。できれば22時に寝るのが理想ですが、遅くても23時までには就寝すること。そこから**7〜8時間の睡眠**が理想的です。

高齢者になると朝起きるのが早くなるのは自然なことですが、第2章の1分体操をおこない血流力が高まると、熟睡できる時間が長くなり、その人にとって最適な睡眠時間に変わってきます。また、夜中にトイレに行きたくなり目が覚めてしまう人もい

血流がよくなる睡眠のとり方

右の図は血流アップ例となる「22～23時に就寝し、6～7時に起床する7～8時間睡眠」です。大切なことは「肝の時間」に睡眠をとることと、「胃の時間」の前に起床することです。そして、自分に合った睡眠時間を見つけたら、毎日同じ時間に寝起きすることが大切です。

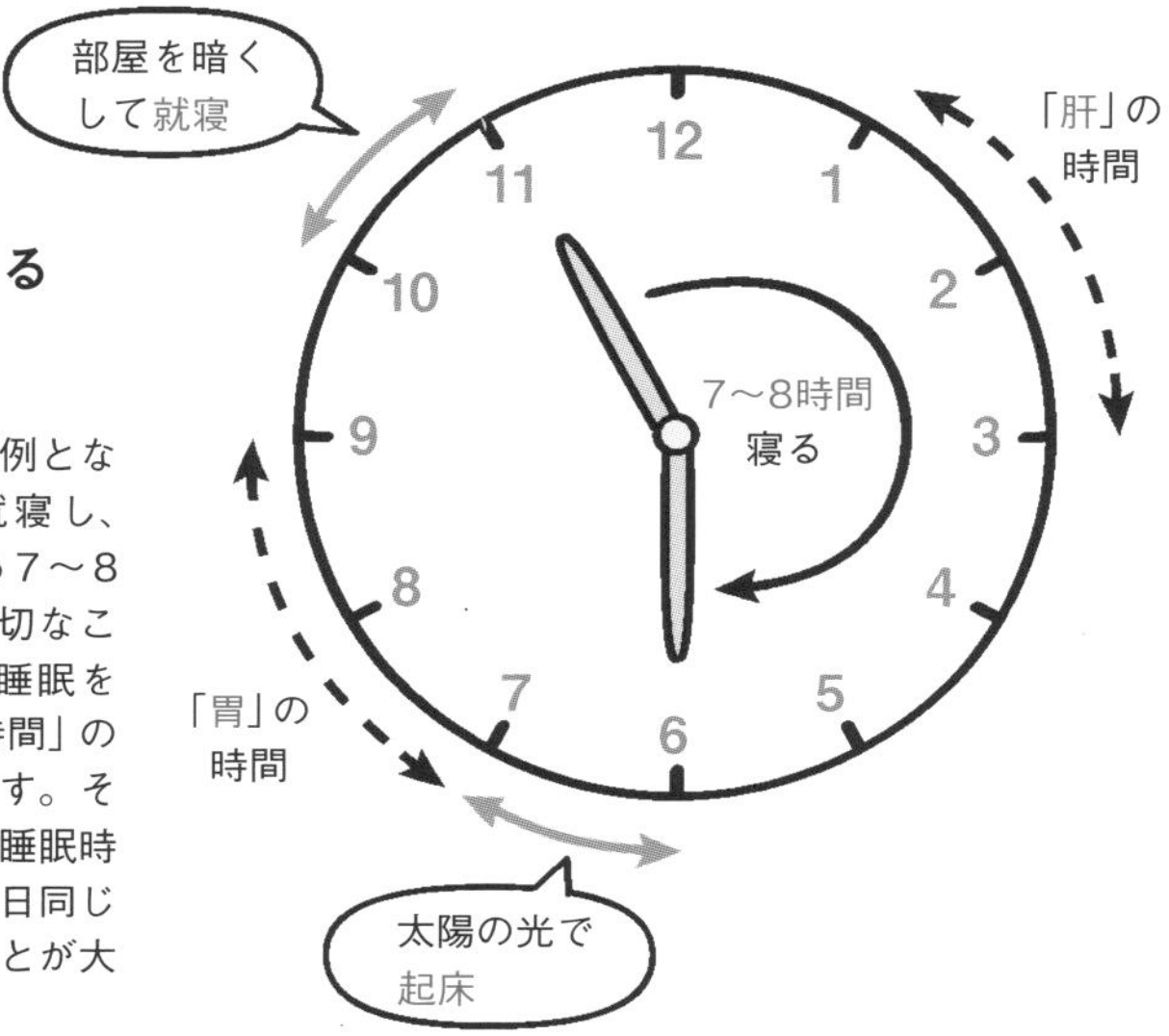
部屋を暗くして就寝
「肝」の時間
7～8時間寝る
「胃」の時間
太陽の光で起床
12
1
2
3
4
5
6
7
8
9
10
11

ますが、それも血流が悪い証拠なので、血流がよくなると夜間頻尿も改善します。そして、朝起きる時間は**6時から7時**の間が理想です。なぜなら**7時から9時が「胃」の時間**で、朝食をとるベストのタイミングだからです。

また、使っている寝具が自分に合っているか気にされる方も多いと思いますが、これは個人差があるので、いま使っている寝具で問題なければ替える必要はありません。ちなみに私は硬めのベッドで寝ています。その理由は、**硬めのほうが自然に寝返りができるから**です。眠っている間に寝返りができないと、体の同じところばかり圧迫されてしまい、その部分の血流が滞ってしまいます。つまり、寝返りには寝ている間の血流をよくする効果があるのです。反対に体が沈み込むような柔らかいベッドは寝返りがしづらいだけではなく、腰を痛める可能性もあるので注意してください。

自分に合った枕の選び方も紹介しましょう。これも個人差があるので、あくまで目安ですが、あお向けになったときに**目線が斜め前のおよそ45度くらいになるもの**がおすすめです。あとは寝た状態で首の後ろを触ってみることです。首の筋肉が硬くなっていなければよい状態ですが、もしも硬いとなると枕が合っていない可能性があります。寝方も人それぞれですが、うつ伏せだけは避けてください。肺が圧迫されてしまうので呼吸が浅くなりがちだからです。あお向けか横向きで寝るようにしましょう。

寝室の環境を整えれば熟睡できる

寝る前の**照明は暗めのほうがいい**でしょう。なぜなら副交感神経がしっかり働きリラックスして熟睡できるからです。反対に照明が明るいと交感神経が優位になり、寝つきも悪くなります。できれば寝る2時間ほど前からは暖色系の照明をつけるとよいでしょう。また、スマートフォンやパソコンの画面から出る**ブルーライトは体を覚醒**

させるので、寝る前は見ないほうがいいです。

エアコンも上手に利用しましょう。設定温度は**夏は26〜28℃、冬は20〜23℃**が目安です。もちろん個人差があるので、自分に合った温度に調節してください。

夏場の冷やしすぎは血流にとってよくありません。適切な室温にすることで、交感神経と副交感神経の切り替えができて、自然と寝やすくなります。また、「暖房は乾燥して苦手」という方は軽くて暖かい毛布を使ってみましょう。

そして、**朝は太陽の光で起きるのが理想です**。太陽の光をしっかり浴びれば自律神経が整うからです。夜も外が明るいので遮光カーテンを使っているという方もいますが、できれば遮光カーテンは使わないことをおすすめします。

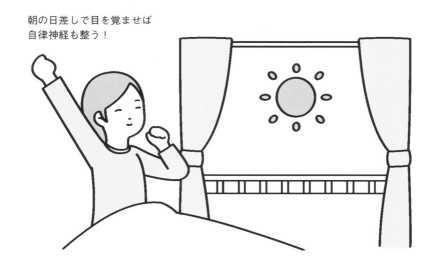

朝の日差しで目を覚ませば
自律神経も整う！

入浴時間は15～20分で、お湯の温度は40～41℃に

寒い日はヒートショックに注意！

入浴は血流力をアップする効果があります。忙しいからといってシャワーだけですませてしまっては血流力が上がらないので、しっかり湯船につかってください。

お湯の温度は**40～41℃が基本**で、高くても42℃までにしましょう。湯船につかると副交感神経が優位になり血流力もアップしますが、お湯の温度が42℃を超えると、逆に交感神経が優位になり心拍数や血圧が上がってしまうからです。

また、寒い日の入浴には注意が必要です。冬になるとニュースでも話題になる**ヒートショック**の危険があるからです。冷え切った脱衣所で衣服を脱ぎ、いきなり体が冷やされると血管が急激に収縮し血圧が上昇します。また、その状態で熱いお湯につか

ると、さらに血管が収縮し血圧が上がります。この急激な血圧の上昇によって心臓に大きな負担がかかりヒートショックを起こすのです。そして、最悪の場合は脳卒中《のうそっちゅう》や心筋梗塞《しんきんこうそく》を発症します。

ですから**寒い日は脱衣所を温め、湯船につかる前に掛け湯をしたり、シャワーを浴びてから40℃ぐらいの湯船に入る**ようにしましょう。

首までつかる入浴がおすすめ

時間は15〜20分が目安で、首までしっかりつかる入浴がおすすめです。首まで湯船につかると全身に軽く水圧がかかりますが、湯船から出たときに水圧から一気に解放されます。そのとき、血液が全身を駆けめぐるのです。長湯をしたい場合は交感神経をあまり刺激しないように、お湯の温度を39℃くらいに下げて入るのがおすすめです。

時間がなくてシャワーだけという人は**手と足の温冷浴**がおすすめです。体を洗った後に、温かいシャワーと冷たいシャワーを、手先と足先に交互にかけるだけで血流力アップの効果が期待できます。また、お風呂に入る前と出た後に、**コップ1杯の水**を飲むのをおすすめします。入浴で失われた水分を補給することで血流がよくなるからです。お風呂に入るタイミングは、**寝るおよそ2時間前**が理想的です。なぜなら入浴の2時間後ぐらいが、副交感神経がもっとも優位に働く時間帯で、眠気を感じて寝つきやすいといわれるからです。

入浴剤を愛用している方も多いと思います。種類にもよりますが、**炭酸ガスを含む入浴剤には血流を促進する効果があり**、いい匂いやカラフルな色をした入浴剤は、気分転換にもなるでしょう。

また、入浴後は血流力がアップした状態をできるだけ長く維持したいので、**体を冷やさないことがポイント**です。すぐに体を拭いて服を着て、寒い日は部屋をしっかり温め、浴室と部屋の温度差をできるだけ減らすように心がけましょう。また、冷えのきつい人は靴下をはいてもいいですね。

最近、サウナが流行っています。熱いサウナ室と冷たい水風呂に交互に入ることで、交感神経と副交感神経のスイッチが切り替わり、**自律神経が整うなどの効果が期待できます**。ただし心臓などに持病がある人は、冷たい水に全身がつかると一気に血圧が上がってしまうので、サウナ自体を控えるか、水風呂をシャワーに変えるか、もしくは低温サウナにするのがいいでしょう。

血流力アップにうってつけは、ウォーキング＆水泳

30分ウォーキングで血流をみるみる改善

血流力アップの3大ポイントは**「運動・食事・睡眠」**です。本書で繰り返し述べてきた言葉ですが、血流にいい運動（第2章、p51～）をして、血流にいい睡眠の仕方（p93～）を覚えて実行し、血流にいい食事（第4章、p107～）を考えて食生活を見直すことが大切になります。ところが、この「運動する」が問題です。「運動してください」といわれても、なかなか実行できないですよね。そこで、第2章では誰でも簡単にできる1分体操を紹介しましたが、ほかに血流を劇的に改善する運動はあるのでしょうか？

答えはイエス。それはウォーキングです。

第1章では、ふだんの歩きを「歩幅を少し広げて腕をしっかり振る歩き」に意識して変えること（p41）をおすすめしましたが、**その歩き方で、ぜひウォーキングをはじめ**

てください。

ふだんより少し歩幅を広げて、腕を振って元気よく歩くことで、着地時に脚の筋肉へ刺激が入り、ふくらはぎの筋ポンプ作用が活性化します。すると**下半身に滞っていた血液が心臓に戻され全身に血がめぐっていきます**。さらに酸素を肺に取り込んだり、加齢とともに衰えがちな脚の筋肉も少なからずつくなど、ウォーキングは血流をよくするメリットが盛りだくさんなのです。

歩く目安は**1日30分ですが、15分からはじめてもかまいません**。また、30分が長いという人は午前中に15分、午後に15分と2回に分けておこなってもいいでしょう。時間帯はいつでもかまいませんが、寝る前におこなうと寝つきが悪くなるので、寝る2時間前は避けてください。

ジョギングは◎でマラソンは×

ウォーキングと同様に**ラジオ体操**もおすすめです。日本人の多くが子どものころから慣れ親しんできた体操であって、道具も使わず、いつでもどこでもできて、安全で、年齢を問わないからです。

そして、血流改善にうってつけなのが**ジョギング**です。こちらはウォーキングと比べて運動強度が少し上がりますが、**脚の筋肉がさらに刺激されるので全身に血がめぐり、酸素を体中に取り込むことができます**。速く走る必要はまったくありません。人と会話ができるぐらいのスピードで走るのがポイントです。

同じようにマラソンは血流にいいのでしょうか？　答えはノーです。**長い距離を走るのは血流がよくなるというより、血管へのダメージのほうが大きい**からです。

ここで大切なことが1つあります。

それはすべての運動に共通していることですが、**心拍数が急激に上がるような激しい運動は活性酸素を発生させ、体の負担になるケースが多い**ということです。激しい運動をすれば血流が改善されるというわけではありません。

ただし、すでにマラソンなどを趣味で続けている方はやめる必要はありません。趣味はストレスの発散にもなるので、とくに制限する必要はないでしょう。

全身を使うスポーツは血流にいい

ウォーキングやジョギング以外では**水泳**がおすすめです。なぜなら水泳は関節への負担が少ないスポーツだからです。たとえば水の中を歩いていても、浮力によって体が浮くので、体重のある方でもひざに負担がかかりません。

そして、クロールにしても平泳ぎにしても**水泳は全身運動なので、泳ぐたびに指先から足先にいたるまで、酸素が次々と送り込まれ、血流が劇的に改善される**というわけです。さらに水の中は水圧によるマッサージ効果もあるので、血流悪化の原因となるストレスもすっきり解消できるのです。

全身運動といえば**テニスやゴルフなども血流にいいスポーツ**です。テニスは競技者のように激しく動かない限りは、ぜひともやってほしいスポーツです。ゴルフはハーフでも9ホール、1ラウンドでは18ホールと自然の中をたくさん歩くスポーツなので、肉体面だけではなく精神面でも大いにメリットがあるでしょう。

また、スポーツとはおもむきが異なりますが、**坐禅《ざぜん》やヨガも血流にとっていい**ものです。心静かに座り続ける坐禅は、副交感神経が優位に働き自律神経が整うので、血流力アップにつながります。

ゆったりとした動きが基本のヨガも、血流改善に最適な運動です。東洋医学的には**気の流れが整うという効果も期待できます**。

あなたの気持ち次第で血流はよくなる！

血流力アップは日々の心のもちよう

血流力を高めるには、**「オンとオフの時間」をうまく切り替えることも大切です**。昼間は交感神経を優位にして仕事や家事をこなし、夜は副交感神経を優位にしてリラックスして過ごす。オンのあとに必ずオフの時間をつくる、**この切り替えが自律神経を整え、血流力を高めてくれる**のです。

そして、**今までの習慣を少しだけ変える**ことが必要です。運動のこと、食事のこと、睡眠のことを考え、血流力がアップする生活に変えてみてください。**習慣を変えれば体は必ず変わってきます**。

本書の内容をすべて実践する必要はありません。1つだけでも続けてみてください。何もやらないのと1つでもやってみるのとでは、その差は果てしなく大きいものです。

そして、1を足していけばいつかゴールにたどり着きます。

そして、**血流力アップのためには、日々の心のもちようが大切です。**

●「ぜんぜん大丈夫」と自分に言い聞かせる（ネガティブな考えを横において、〝何とかなるさ〟の精神で物事をとらえる）。

●健康を最優先して自分に投資しよう（食事や寝具など、健康に必要なこと・ものには惜しみなく投資をしよう）。

●血液が自分をつくる（血液はつねに生まれ変わっている。だから今日からはじめても十分間に合う）。

●健康寿命をいかにのばすかを考える（寝たきりにならず、できるだけ健康的に長生きする）。

●自分の幸せを優先する。

●幸せかどうかは自分のとらえ方次第（他人にどう思われるかを気にしすぎない）。

●他人をコントロールしようと思わない（コントロールするのは自分自身だけ）。

以上の7つが、血流力アップに取り組むにあたって、私からお伝えしたいことです。

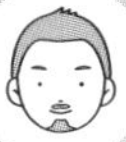

血流で改善! 60代の女性の場合

歩き方の見直しで 変形性股関節症を改善。 手術の回避に成功!

股関節の痛みと変形を訴えて来院した60代の女性のケースです。なるべく歩かないように気をつけ、家の中で過ごしていたそうですが、変形が進み手術をするべきか悩んでいるとのことでした。変形性股関節症の場合、脚を使わないのは逆効果。筋肉を動かさないと血流量が減ってしまい、股関節まわりの筋肉や組織が低栄養に陥り、筋肉はますます硬くなり血流が悪化します。そこで、この患者さんには歩き方を指導。少し歩幅を広げて歩くスピードを上げてもらい、体の動かし方も変えてもらったのです。すると血流が改善して、半年でスムーズに歩けるようになったのです。そして変形も止まり、手術をしなくても大丈夫なまでに回復したのです。

第4章

血流力をアップする食べ方

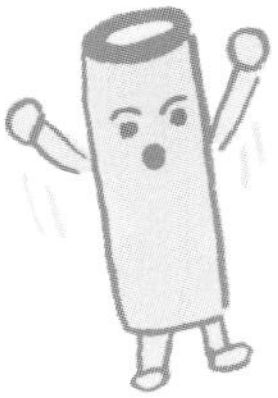

血流力をアップするにはバランスのよい食事を心がける

同じものばかりを食べ続けないこと

血流力をアップするには、食事の内容を見直すことがとても大切です。

そこで、私が第一に心がけていることは、**同じものを食べ続けない**ということです。

皆さんも、きっと心当たりがあるはずです。時間がないので毎朝ついつい同じメニューになってしまったり、自分が好きなものを毎日のように食べてしまいますよね。

ある哲学者が、人間は「習慣の生きもの（人が習慣をつくり、習慣が人をつくる）」といっていますが、人間は同じ習慣を繰り返しがちなのです。

しかし、同じものばかり食べ続けていると確実に栄養が偏ってきます。そして、常に不足する栄養素が出てきてしまうということです。

○体や脳のエネルギーとなる**糖質**（炭水化物）。
○糖質と同様にエネルギーとなり、体温を保持する**脂質**。
○血液や筋肉、皮膚などの材料となる**たんぱく質**。
○糖質・脂質・たんぱく質の代謝を助ける**ビタミン**。
○骨の元になったり、細胞の働きを助ける**ミネラル**。

この**「糖質・脂質・たんぱく質・ビタミン・ミネラル」**のことを**五大栄養素**とよんでいますが、**血流力アップにはどれも欠かせな**

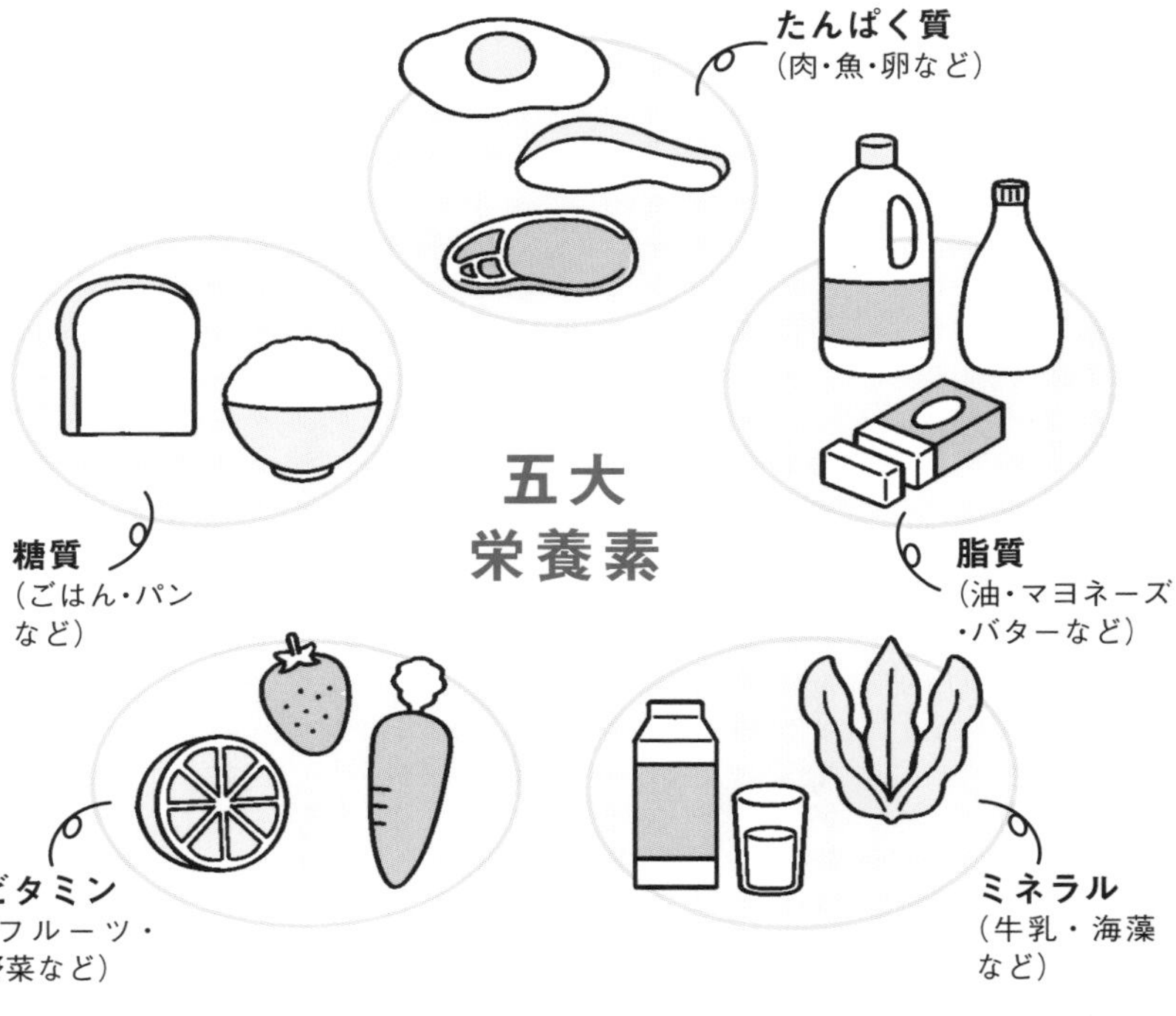
たんぱく質
（肉・魚・卵など）
糖質
（ごはん・パン
など）
五大
栄養素
脂質
（油・マヨネーズ
・バターなど）
ビタミン
（フルーツ・
野菜など）
ミネラル
（牛乳・海藻
など）

い栄養素なのです。

だからといって、ここで難しいことをしようというわけではありません。「昨日が和食だったから、今日は中華で、明日はイタリアン」「昨日の主菜はハンバーグだったから、今日は焼き魚にして、明日は肉じゃがにしよう」といったことでOKです。大切なことは同じものを食べ続けないこと。**「食べものを変えていく」ことを意識する**だけで、栄養の偏りがなくなり、血流力アップに必要なバランスのいい食事を自然にとることができるのです。

和食の基本「白米」は毎日食べていいと思いますが、そのとき一緒に食べる味噌汁の具を「豆腐→ナス→ワカメ→ジャガイモ」と日々変えるのをおすすめします。お肉が好きな方なら主菜を「豚肉→牛肉→鶏肉」にしたり、魚党の方は「刺身→焼き魚→煮魚」にするなど、調理法の異なる魚料理にするのもよい方法です。また、**魚に限らず野菜やフルーツなどは旬のものを選ぶだけでもOK**です。そのようにして自分の好きな食べものの中で、種類や調理法を変えていけばストレスなく続けることができます。

患者さんに「甘いものは食べないほうがいいですか？」と聞かれることもよくあります。そんなことはありません。私も和洋どちらのスイーツも食べます。そのとき、**和**

と洋のバランスを意識して、「昨日はどらやきを食べたから、今日はケーキにしよう」といったように偏らないようにしています。

量より質を高めれば1日2食でもOK

お医者さんの中にも「1日3食がよい」という先生や「2食で十分だ」という先生がいますが、私は食べる回数にこだわる必要はないと考えています。ただ、現代人の多くは食べすぎなので、無理して3食をとる必要はないとも思っています。高血圧や糖尿病などの生活習慣病が増えているのも食べすぎが原因の1つだと思うからです。

食べる量も人それぞれです。「どんな仕事をしているのか、どれぐらい運動をしているのか」で消費カロリーが変わってくるからです。つまり、食事には人それぞれの適量があるので、量よりも質を高めることを意識しましょう。

たとえば**1日2食という人は、たんぱく質を多く含む肉や魚をしっかりとること**。たんぱく質は血液や筋肉の材料となり、血流力アップに不可欠だからです。私のおすすめは鶏肉と卵。なぜなら栄養価が高く、調理しやすく、料理の種類も多くて飽きがこないからです。

抗酸化作用のある食べものが血流力を確実に高める！

腸内環境を整える食材と抗酸化作用のある食材

血流力アップのために積極的に取り入れたい食材が、腸内環境を整えるものや血液の元となるたんぱく質を多く含んだもの。そして、抗酸化作用のある食べものです。ここでは私自身の経験や治療の中で培った、とっておきの食材を紹介しましょう。

血流力アップの食材①発酵食品

いくら血流にいい食事をとっていたとしても、食べものに含まれる栄養素が体内に吸収されなければ元も子もありません。そこで、吸収力をアップするために必要なのが腸内環境を整えることです。そのためにおすすめなのが、腸内細菌に栄養を届ける発酵食品になります。

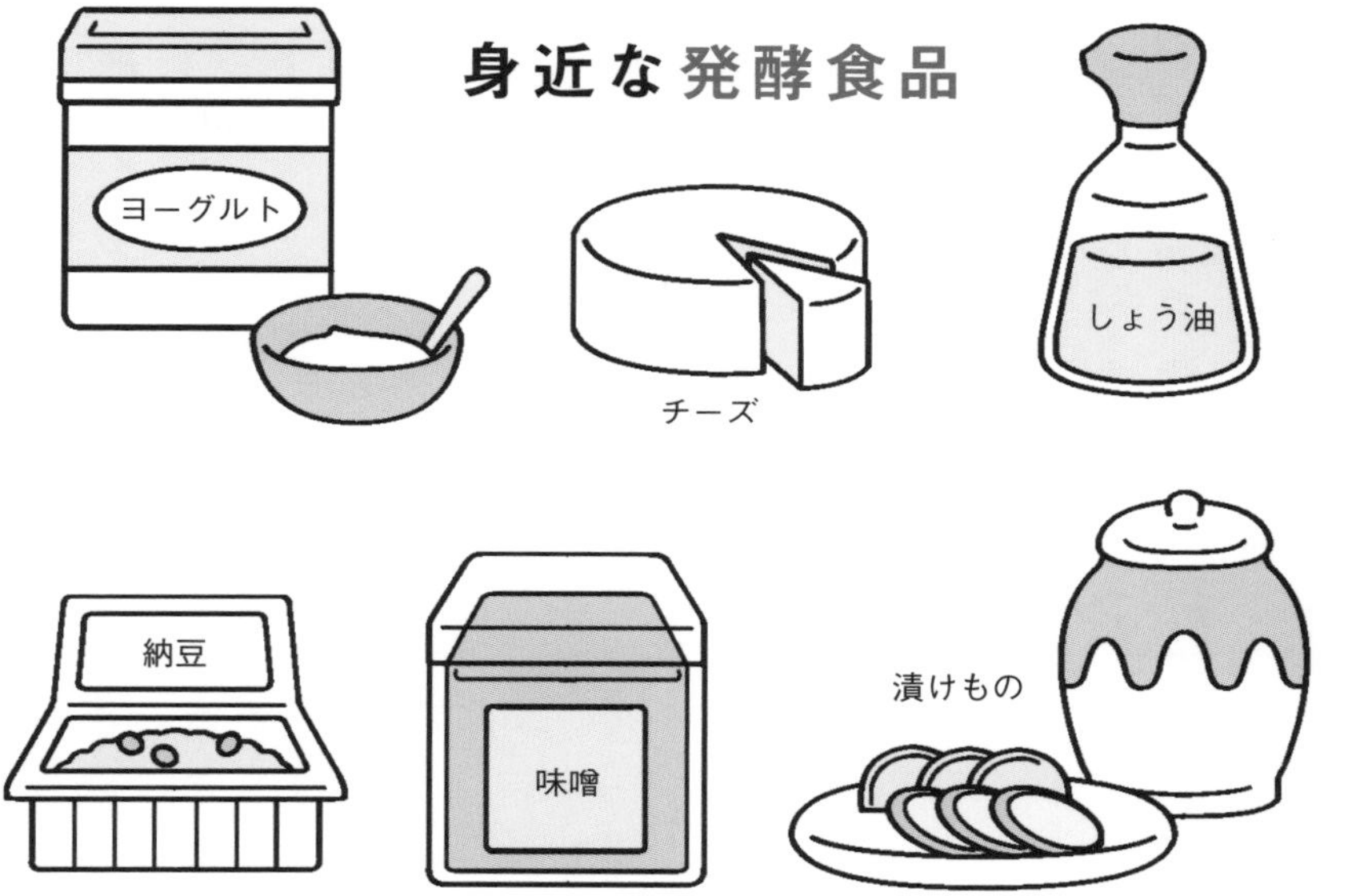
身近な発酵食品
ヨーグルト
チーズ
しょう油
納豆
味噌
漬けもの

ヨーグルト、チーズ、味噌、しょう油、納豆、漬けもの、キムチなど、さまざまな発酵食品が販売されていますが、自分の体質や好みに合うものを選んで食事に取り入れましょう。

血流力アップの食材②豆製品

豆製品もおすすめです。発酵食品と重なるものも多く、納豆や味噌をはじめ豆腐やがんもどき、豆乳などがそれに当たります。豆類には、血液をつくる材料となるたんぱく質が豊富に含まれているので、血流力アップにうってつけの食材です。また、豆類に含まれているイソフラボンは、肌の調子を整えてくれる女性ホルモン（エストロゲン）の働きをサポートしてくれるほか、細胞の新陳代謝も高めてくれます。

血流力アップの食材③抗酸化作用のある野菜

第1章では、血流を悪化させる活性酸素の怖さをお伝えしましたが（p38）、その活性酸素による体の錆びつきを防いでくれるのが抗酸化作用のある野菜類で、ぜひ食事に取り入れてほしいものです。私も抗酸化作用があるトマトをよく食べていますが、おいしいという以外に生で食べたり、スープに使うなど食べ方も豊富だからです。

抗酸化作用のある野菜は、ファイトケミカルとよばれる化学成分を多く含んでいます。ファイトケミカルには、クロロフィルやアントシアニンなどさまざまな働きをするものがあります。ここでは主な野菜を「緑・紫・赤・オレンジ＋黄・白・黒＋茶」の6つに色分けして表にしましたが（左の表）、この色を目安にして日々の野菜を選ぶのもおすすめです。「月曜は赤のパプリカ、火曜は紫のナス、水曜は白のタマネギ」というように、毎日異なる色の野菜を選んでいくだけで、さまざまな抗酸化作用のある野菜を食べることができるからです。

調理法としてはスープにするのがおすすめです。熱を加えることで野菜の細胞壁が壊れて成分を吸収しやすくなるからです。そして、汁に溶けだしたさまざまな栄養素

野菜の色と栄養素（ファイトケミカル）の例

色	野菜	栄養素（ファイトケミカル）
緑	ホウレンソウ、ピーマン	クロロフィル
紫	ナス、ブルーベリー	アントシアニン
赤	トマト、スイカ	リコピン
	トウガラシ、パプリカ	カプサンチン
オレンジ・黄	カボチャ、ニンジン	β－カロテン
	トウモロコシ	ゼアキサンチン
白	大豆、ヒヨコ豆	イソフラボン
	タマネギ、ニンニク	硫化アリル
黒・茶	ヤーコン、ジャガイモ	クロロゲン酸
	キクラゲ、ナメコ、シメジ	β－グルカン

も丸ごと吸収できます。味噌汁や豚汁にすれば発酵食品である味噌も一緒にとれて、まさに一石二鳥です。

有機野菜もおすすめです。近ごろの野菜は、ひと昔前に比べて栄養価が下がっているともいわれているので、昔ながらのつくり方で育てられた有機野菜をぜひ食べてほしいものです。価格がちょっと高いので少しハードルが上がりますが、必ず血流力がアップするでしょう。

血流力アップの食材④青魚に含まれるEPA

かつて私が苦しめられた異型狭心症という病気の改善に、よく効いたなど実感しているものがあります。それはアジ・サバ・イワシなどの青魚に多く含まれているEPA（エイコサペンタエン酸）とよばれる栄養素です。

EPAは人間の体内ではつくることができない必須脂肪酸の1種ですが、「血液をサラサラにする」「中性脂肪値を下げる」などの効果があります。このEPAが異型狭心症によって起きる血管の異常収縮に対して劇的に効果があったのです。

まずは青魚をしっかり食べること。そして青魚がちょっと苦手という人は、サプリメントで代用してもよいでしょう。

血流力アップの食材⑤ブラックコーヒー

食べものから少し離れますが、コーヒー

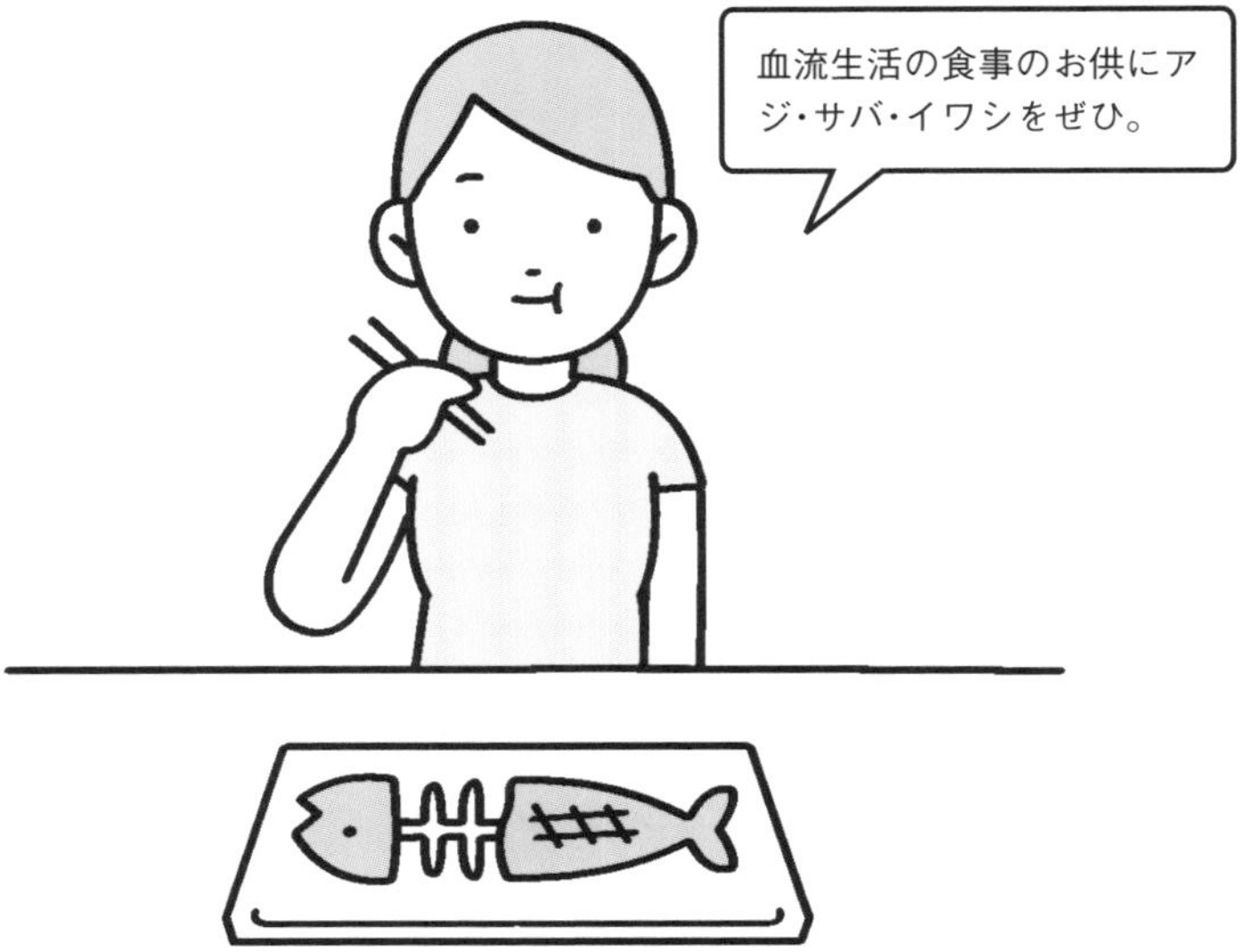
血流生活の食事のお供にアジ・サバ・イワシをぜひ。

に含まれるポリフェノールには強力な抗酸化作用があり、私も必ず1日1杯、ブラックでいただいています。

体内に取りこまれた酸素の一部が活性酸素となり、鉄が錆びるように血管を酸化させますが、ポリフェノールはそれを防ぐ力が強いのです。血管の錆がなくなれば、血管は弾力性を取り戻し血流が改善します。

ただし、コーヒーにはカフェインも多く含まれているので飲みすぎには注意が必要です。カフェインを過剰に摂取すると、めまいや心拍数の増加、興奮、不安、不眠症、下痢などの健康被害をもたらすことがあるといわれています。1日の摂取量には個人差があり規定はありませんが、カナダの保

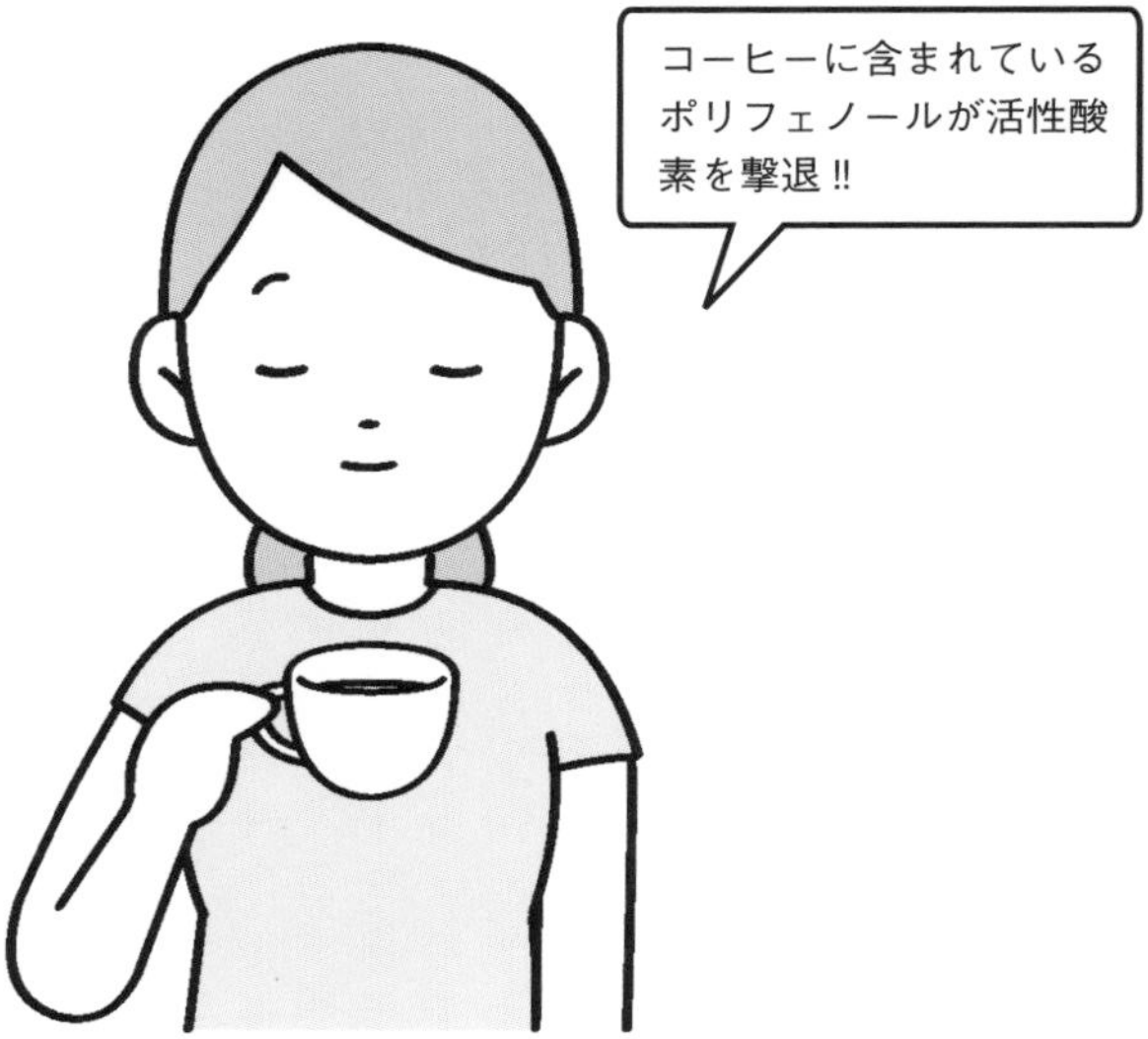
コーヒーに含まれているポリフェノールが活性酸素を撃退!!

健省によると1日あたり、健康な成人で約400〜450ミリグラム（マグカップで約3杯）までがいいと発表されています。

血流力アップの食材⑥ナッツ類と高カカオチョコレート

おやつにはナッツがおすすめです。なぜならナッツには抗酸化作用のあるビタミンEが豊富に含まれているからです。またコーヒーと同じようにポリフェノールを豊富に含むカカオを使ったチョコレートもおすすめです。ポイントはカカオが70％以上含まれている高カカオチョコレートを選ぶことです。

私の場合はブラックコーヒーを飲みながら、ナッツもしくは高カカオチョコレートをおやつにすることが多いですね。

血流力アップの食材⑦品質のいい調味料

食材選びに加えて、調味料選びも重要なポイントです。

「塩、砂糖、しょう油、お酢、味噌、みりん」などを購入するときは、多少値段が高くても品質のよいものを選ぶようにしましょう。前章でも述べたように、血流力アップを目指すなら自分への投資をしてください。

昔ながらの製法でつくられた調味料は、製造するのにたいへん手間がかかり、原材料にもこだわっているので決して安くはありません。しかし、そのぶんの価値は間違いなくあります。大量生産された調味料は値段が安い反面、本来得られるはずの体にいい栄養が製造の過程で失われている可能性もあるからです。

調味料の選び方としては、商品の裏側にある原材料を見比べてみましょう。第一に、使われている材料の数が少ないほうがいいと考えます（そのぶん、余計なものが入っていないのです）。あとは輸入品よりも国産品のほうが日本人の体質には合っていると思います。

同じように油も品質のよいものを選んでください。油は細胞膜を構成する重要なものなので、よい油をとればとるほど、よい細胞に生まれ変わりやすくなります。

私がおすすめするのはオリーブオイル（エクストラバージンオリーブオイル）、アマニ油、エゴマ油です。オリーブオイルには強い抗酸化作用のあるポリフェノールやオレイン酸が含まれています。オレイン酸は悪玉コレステロールを減少させ動脈硬化や生活習慣病の予防につながります。ただし、オリーブオイルのポリフェノールは熱に弱いので、生でかけて食べるのがよいでしょう。また、アマニ油やエゴマ油には、動脈硬化や高血圧を予防するオメガ3脂肪酸が多く含まれているのでおすすめです。

血流力アップのカギは、よく噛む・ベジファースト・和食

早食いをやめてよく噛んで食べる

血流力アップに**早食いは禁物**です。私たちは食べものをよく噛むことで、脳の視《し》床下部《しょうかぶ》にある満腹中枢が刺激されて満腹感が得られます。ところが、食べものをあまり噛まずに飲み込むような早食いをすると、満腹中枢が刺激される前にどんどん食事が進みます。その結果、**食べすぎてしまい生活習慣病のリスクが高まります**。

子どものころ、親から「よく噛んで食べなさい」といわれたことがありますよね。食べ方の基本は年をとっても変わりません。**ゆっくり、よく噛んで食べること**。そうすれば食べものが細かく砕かれ、消化の働きを助けてくれます。また、よく噛むと唾液の分泌量も増えますが、唾液には消化吸収を助けるアミラーゼという消化酵素が含ま

れているので胃腸の負担も軽減してくれるのです。

食事はいつも副菜の野菜類から食べよう

食べる順番もポイントです。食事のとき、ごはん（白米）からお箸をつけている人は多いですよね。しかし、ごはんには糖質が多く含まれているので、**最初にごはんだと血糖値の急上昇を招いてしまう**のです。これはパンや麺類も同様です。この**血糖値の上昇が活性酸素の発生をうながし血管にダメージを与える**のです。

また、体の中で血糖値が急激に上がると、脳は血糖値を下げようと膵臓《すいぞう》からインスリンという血糖値を下げるホルモンを分泌します。インスリンには血液中の糖分を脂肪に変えて体に溜め込む働きもあるため体脂肪が増えやすくなるのです。

そこで、**「ベジファースト（ベジタブル・ファースト）」**を意識しましょう。ベジファーストとは糖質（炭水化物）よりも先に野菜を食べることです。その理由は、食物繊維を多く含む野菜や海藻類などを使った副菜を最初に食べることで急激な血糖値の上昇を抑えることができるからです。野菜や海藻類の次に食べたいのが主菜になります。いわゆるたんぱく質や脂質を多く含む肉・魚・卵・大豆などのおかずを食べましょう。

そして**最後に主食のごはんやパンを食べます。**ごはんやパンを抜く健康法もありますが、糖質は脳や体のエネルギー源です。極端に制限すると低血糖症など、逆に健康を損なう可能性もあるのでしっかり食べるようにしましょう。

高温で調理した食べものに注意

揚げものなど、**高温の油で加熱料理したもの**はできるだけ避けるようにしましょう。そのような食べものには、たんぱく質と糖が加熱されることで生じる**AGEs（終末糖化産物）**が多く含まれているからです。AGEsは老化物質ともいわれ、私たちの体の老化を促進し、ガンの原因にもなると考えられています。もちろん**血管の老化も促進するので血流力アップの大敵**で

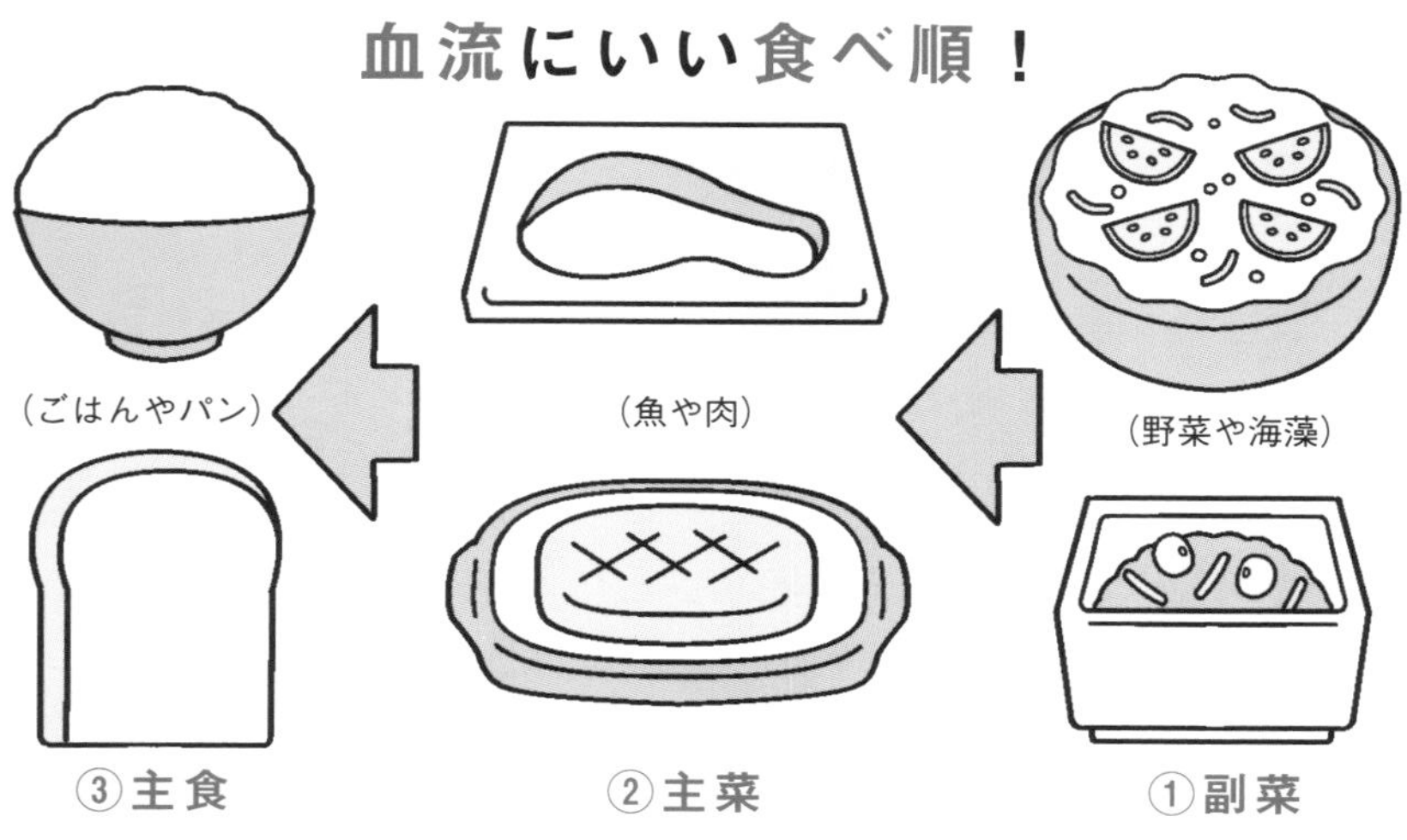

す。また、高温で調理すればするほどAGEsが増えるともいわれています。同じ食材を使って料理をするなら、蒸す・煮る・茹でるなど水を使った調理にしたり、魚なら刺身にして生のまま食べるのがおすすめです。

自分の体質に合った地のものを選ぶ

食材選びのポイントですが、**自分の生まれ育った地域でつくられた、いわゆる地のもの**を優先してほしいと思います。なぜなら**自分の体質に合っている**からです。最近の研究では、赤ちゃんが生まれてくるとき、母親の腸内細菌を受けとっていることがわかっています。つまり、**赤ちゃんの腸内細菌は母親のものを受け継いでいるのです**。

腸内細菌は、その土地で昔から食べられているものに影響を受けやすいといわれています。したがって、**地のものを食べれば腸内細菌が活性化され、食事でとった栄養素が体に吸収される**わけです。京都で生まれ育った私も京野菜をいつも食べています。

和食にはたくさんのメリットがある

地のものと同様、**日本人の体質に合っているのが和食です**。中でも**一汁三菜スタイ**

ルの和食は、栄養バランスに優れ、四季折々の食材を使ったものも多く、栄養価の面でも優れています。また、お正月のおせち料理や雑煮など季節ごとの料理が楽しめるのもうれしい限りです。それでは最後に和食のメリットを紹介します。

メリット①「一汁三菜でバランスよく栄養素がとれる」

和食の基本は、「主食、主菜、副菜(2品)と汁もの」の一汁三菜です。主食のごはんからは糖質、主菜からはたんぱく質と脂質、副菜からはビタミン・ミネラル・食物繊維などがとれる理想的なスタイルです。

メリット②腸内環境を整える発酵食品が多い

「味噌、しょう油、お酢、みりん」といった調

和食の基本"一汁三菜"

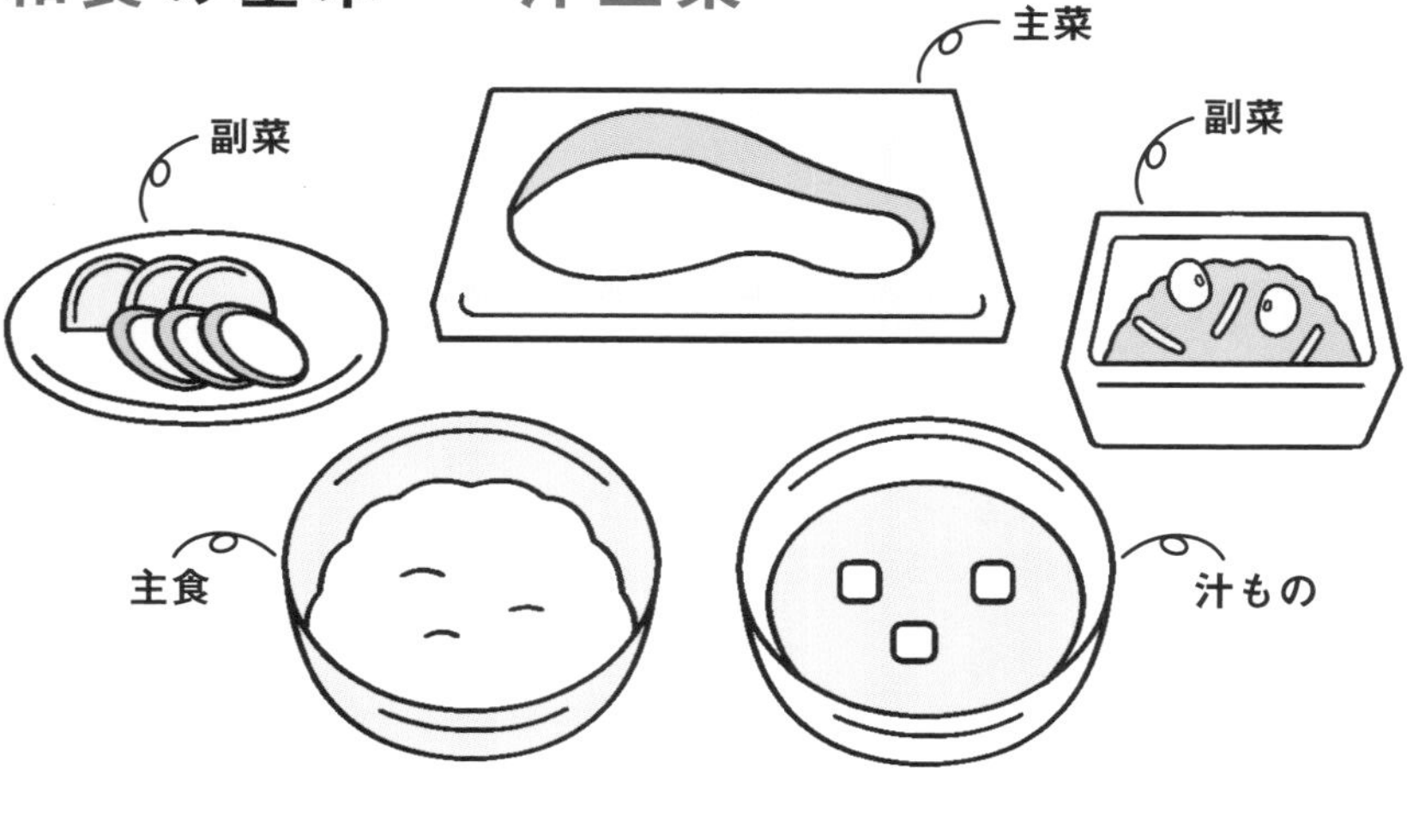

味料や漬けもの、納豆などから腸内環境を整える発酵食品をとることができます。

メリット③栄養価の高い旬のものがとれる

和食では四季折々の食材がもちいられ、栄養価が高い旬の食材を取り入れることができます。正月や節句などの行事に合わせた食事もあり、和食は1つの文化として無形文化遺産に指定されています。

メリット④油分を抑えた調理法がヘルシー

和食の特徴は素材の味わいを生かした調理法にあります。それゆえ「蒸す、煮る・茹でる」などの調理法が多く使われ、油分の使用が少ないのもメリットです。

メリット⑤出汁《だし》に血流力をアップする効果がある

和食に使われる出汁は、料理に使われている素材の持ち味を引き出すだけではなく、うま味成分が含まれています。風味豊かな味わいに仕上がるので、塩分を抑えることができます。鰹《かつお》出汁に含まれているアンセリン、ヒスチジンという成分には、活性酸素を抑える効果もあり血管の錆びつきを防いでくれます。また、昆布出汁に含まれているアルギン酸という成分には、糖質や脂質の吸収を抑制したり、コレステロールの上昇を抑える効果が期待できます。

おわりに

血流を制するものが健康を制する！

最後までお読みくださりありがとうございました。

〝これなら続けられそう〟と思った体操やツボ押しがありましたか？

人生百年時代といわれるように私たちの寿命はどんどんのびています。

そのような時代をどのように生きていけばよいのでしょうか？

病気にかからず、寝たきりにならず、思いどおりに動ける体のままで長生きしたいですよね。

そこで、血流をよくすることで、1人でも多くの方に健康寿命をのばしてもらいたい。〝血流を制するものが健康を制する！〟のだと思って、この本を書きました。

未来がどうなるかなんて誰にもわかりません。

ただ1つ確実なことは、今日から血流改善を意識した生活をはじめれば、必ず体は変わるということです。

おいしいものをお腹いっぱい食べたい。

運動なんて面倒くさい。

いつまでも寝ていたい。

その気持ちは痛いほどわかります。なぜなら、異型狭心症という病気になる前の私がまさにそうでしたから……。

ぜんぶを我慢しろとはいいません。生きていく中でごほうびもほしいですよね。だから好きなものを食べてもかまいません。

ただ好きなものを食べたら、本書で紹介した体操やツボ押しを1つだけでもいいので続けてください。

その少しの積み重ねがあなたの未来をきっと変えてくれます。

この本を読んでいるあなたが、少しでも血流を改善して、健康を手に入れ、素敵な人生を送っていただけることを願っています。

塚田真也

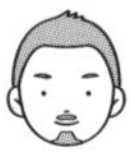

著者　塚田真也《つかたしんや》

柔道整復師、鍼灸師

1983年生まれ。京都府出身。京都市の整体院「等持院駅前整体院」の院長として、関節痛などの痛みや不調の改善にあたりつつ、「痛みをはじめとする、ほぼすべての不調の改善には血流がいちばん大事」との持論から、血流をよくするための日常生活についての健康指導も行っている。健康情報を発信しているYouTubeチャンネルの登録者数は10万人超。本書が初めての著書となる。

【参考文献・資料】
『看護のためのからだの正常・異常ガイドブック』
（監修:山田幸宏／サイオ出版）
『マイナビ薬剤師　薬読（やくよみ）』（マイナビ）
https://yakuyomi.jp/manner_technique/
『ここを押すと血行がよくなる! ツボ特集』
（イスクラ産業）
https://kangen.iskra.co.jp/tsubo.html

1分で血流はよくなる!

1分のかんたん体操で不調がスッキリ解消!

2023年5月２日　第1刷発行
2023年7月11日　第3刷発行

著者	塚田真也
発行人	土屋 徹
編集人	滝口勝弘
編集担当	酒井靖宏
発行所	株式会社Gakken 〒141-8416 東京都品川区西五反田2-11-8
印刷所	共同印刷株式会社
編集・構成	山本道生（地人館）、 浅井貴仁（ヱディットリアル株式會社）
ブックデザイン	牧野友里子、鈴木雄一朗（ROOST）
カバーイラスト	鹿又きょうこ
本文イラスト	ここままこ
校閲	山本尚幸（こはん商会）
本文DTP	佐藤修久（地人館）

•この本に関する各種お問い合わせ先
本の内容については、下記サイトのお問い合わせフォームよりお願いします。
https://www.corp-gakken.co.jp/contact/
在庫については：Tel 03-6431-1250（販売部）
不良品（落丁、乱丁）については: Tel 0570-000577
学研業務センター：〒354-0045 埼玉県入間郡三芳町上富279-1
上記以外のお問い合わせは：Tel 0570-056-710（学研グループ総合案内）